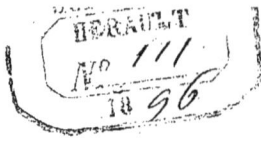

Docteur L. AULÈS

DES

RÉTRÉCISSEMENTS

INFLAMMATOIRES

DU RECTUM

ÉTIOLOGIE

MONTPELLIER

IMPRIMERIE CENTRALE DU MIDI

(HAMELIN FRÈRES)

1896

DES

RÉTRÉCISSEMENTS

INFLAMMATOIRES

DU RECTUM

ÉTIOLOGIE

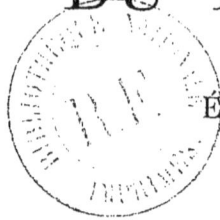

PAR

Le Docteur L. AULÈS

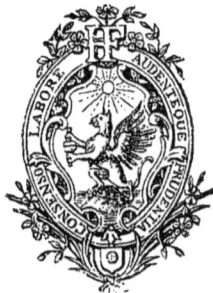

MONTPELLIER

IMPRIMERIE CENTRALE DU MIDI

(HAMELIN FRÈRES)

1896

PERSONNEL DE LA FACULTÉ

MM. MAIRET (✱)........... Doyen
CARRIEU............... Assesseur

PROFESSEURS

Hygiène.. MM. BERTIN-SANS.
Clinique médicale................................. GRASSET (✱).
Clinique chirurgicale............................. TEDENAT.
Clinique obstétricale et gynécologie .... GRYNFELTT.
Thérapeutique et matière médicale................. HAMELIN (✱).
Clinique médicale................................. CARRIEU.
Clinique des maladies mentales et nerveuses....... MAIRET (✱).
Physique médicale................................. IMBERT.
Botanique et histoire naturelle médicale .... GRANEL
Clinique chirurgicale............................. FORGUE.
Clinique ophtalmologique.......................... TRUC.
Chimie médicale et pharmacie...................... VILLE.
Physiologie....................................... HEDON.
Histologie.. VIALLETON.
Pathologie interne................................ DUCAMP.
Anatomie.. GILIS.
Opérations et appareils........................... ESTOR.
Médecine légale et toxicologie .... N...
      Id.   SARDA (Ch. du c.)
Anatomie pathologique............................. N...
      Id.   Bosc (Ch. du c.)
Microbiologie..................................... N...

PROFESSEURS HONORAIRES : MM. JAUMES, DUBRUEIL (✱), PAULET (O ✱).

CHARGÉS DE COURS COMPLÉMENTAIRES

Clinique annexe des maladies des enfants. MM. BAUMEL, agrégé.
Accouchements .... PUECH, agrégé.
Clinique ann. des mal. syphil. et cutanées.. BROUSSE, agrégé.
Clinique annexe des maladies des vieillards. ESPAGNE, agrégé libre.
Pathologie externe..................... N...

AGRÉGÉS EN EXERCICE :

MM BAUMEL	MM. LAPEYRE	MM. VALLOIS
BROUSSE	MOITESSIER	MOURET
SARDA	BOSC	DELEZENNE
LECERCLE	DE ROUVILLE	GALAVIELLE
RAUZIER	PUECH	

MM. H. GOT, *secrétaire.*
F.-J. BLAISE, *secrétaire honoraire.*

EXAMINATEURS
DE LA THÈSE:
   MM. TÉDENAT, *président.*
   FORGUE.
   LAPEYRE.
   DE ROUVILLE.

A MON PÈRE

A MA MÈRE

Puisse cet hommage de tendresse filiale
te faire oublier les douloureuses épreuves
que tu as traversées!

A MES SŒURS

A MON BEAU-FRÈRE HENRI MOULY

L. AULÈS.

A MES MAITRES

DE LA FACULTÉ DE MONTPELLIER

A M. LE PROFESSEUR AGRÉGÉ BROUSSE

A MONSIEUR LE DOCTEUR GIMIÉ

L. AULÈS.

A MES PARENTS

A MES AMIS

L. AULÈS.

—

INTRODUCTION

L'étude des rétrécissements du rectum fut pendant longtemps une des questions les plus simples et les moins dis-
cutées.

Considérés, en effet, au point de vue de leurs causes, les
rétrécissements du rectum appartiennent à deux classes dis-
tinctes : les uns, dont il ne sera point question dans notre
travail, dits congénitaux, résultent d'un vice de conformation
naturelle ; les autres, dénommés acquis ou accidentels, dé-
pendent d'affections nombreuses et variées, mais peuvent être
cliniquement divisés en deux espèces : les rétrécissements
d'origine maligne et les rétrécissements bénins.

Les premiers, rétrécissements cancéreux, que nous élimi-
nerons encore de notre étude, présentent rarement des difficultés de diagnostic, lorsque l'accès du néoplasme est facile ;
la sensation bosselée toute particulière qu'ils présentent, dès
qu'ils ont atteint un certain développement, l'odeur spéciale
de la suppuration dès qu'une ulcération s'est produite dans la
tumeur, l'exploration des organes voisins, les phénomènes
généraux que l'on constate à une époque variable de la marche du cancer, les complications toujours graves qui forment
son cortège habituel, sa durée enfin, sont, pour ainsi parler,
à ce point typiques, qu'il semble difficile de confondre, malgré
la similitude parfois très grande des signes fonctionnels, les

rétrécissements cancéreux avec les rétrécissements d'origine bénigne.

Ces derniers, dont il sera exclusivement question ici, constituent une affection des plus graves du rectum, affection qui, si elle ne compromet pas immédiatement la vie du malade, n'en a pas moins, le plus souvent, une terminaison fatale, si on n'intervient pas par une thérapeutique énergique et des opérations chirurgicales, que l'antisepsie parfaite et la supériorité des méthodes nouvelles ont seules rendues innocentes.

Les anciens auteurs, et Desault partageait encore cette opinion, admettaient que ces rétrécissements reconnaissaient pour cause unique la syphilis ; aussi appelaient-ils syphilitiques tous les rétrécissements acquis qui n'étaient pas cancéreux.

La réaction contre un tel état de choses se fit longtemps attendre, et les premiers qui élevèrent des doutes sur la nature du rétrécissement syphilitique le firent avec une extrême timidité ; mais la théorie ancienne ne résista pas à l'observation, et les faits s'accumulant ébranlèrent petit à petit le vieil édifice de nos pères.

De nos jours, un essai de restauration hardie, tenté par des auteurs d'un talent immense et d'une incontestable autorité, enraya pour un temps l'œuvre de progrès qu'élaborait la patience des chercheurs.

Quelque temps après, une réaction violente prit le contre-pied de l'ancienne école, et il s'en fallut de peu que le nom de rétrécissement syphilitique ne disparût à tout jamais de la littérature chirurgicale.

Aujourd'hui, enfin, un éclectisme sage paraît avoir succédé

aux intransigeances d'hier. Et, *à priori*, il paraît en effet peu rationnel d'admettre que la vérole soit la seule cause des rétrécissements dits syphilitiques, alors que l'on est unanime à constater l'immunité toute particulière dont jouit le sexe masculin ; la présence de la lésion chez des sujets qui n'accusaient pas la syphilis dans leurs antécédents, et qui n'en avaient jamais présenté ¡de manifestations, l'existence de signes indiquant une autre origine, et enfin, en dernière analyse, la divergence même des auteurs et la multiplicité des opinions qui ont été exprimées sur ce point encore discuté de la science.

Nous avons voulu apporter notre modeste tribut à l'étude de cette intéressante question de la pathogénie des rétrécissements syphilitiques du rectum, et essayer de montrer que, loin de constituer un tout à origine unique, le rétrécissement dit syphilitique reconnaît des causes variées, en tête desquelles nous plaçons la tuberculose, la dysenterie et la blennorrhagie anale.

Pour arriver à ce but, il eût été certainement facile d'apporter un nombre d'observations assez considérable, car, bien que relativement rares, les rétrécissements acquis du rectum ne sont pas exceptionnels, à telle enseigne que, de nos jours, un auteur, bien placé il est vrai pour en observer, a pu, en deux mois, réunir sept cas d'une de leurs variétés ; mais nous avons préféré choisir parmi les observations déjà publiées celles qui nous ont paru le plus concluantes, les rapprocher d'autres encore inédites recueillies dans le service de notre excellent Maître, le professeur Tédenat, et faire de cette synthèse la base de notre discussion.

Nous avons apporté dans la division de notre travail une grande simplicité. Dans un premier chapitre, nous exposons les opinions exprimées par les auteurs sur la nature des rétrécissements dits syphilitiques.

Un chapitre est consacré à la discussion de la pathogénie syphilitique.

Le chapitre III précise l'influence des causes autres que la syphilis, en limitant cette étude à la tuberculose, la dysenterie et la blennorrhagie rectale.

Une dernière division, enfin, comprendra un résumé rapides suivi des conclusions.

Mais, avant de commencer cette étude, que le laps de temps très restreint dont nous disposions et les faibles moyens que nous pouvions mettre en œuvre, nous obligent à laisser bien imparfaite, remercier tous ceux qui, dans le cours de nos études et de l'exécution de la thèse qui en marque la dernière étape, nous ont aidé de leurs inappréciables conseils, et de cœur et d'esprit ont soutenu nos efforts, leur rendre ce public hommage, est pour nous un devoir que nous ne croirons jamais assez bien remplir.

Nous saurons gré à tous nos Maîtres de Montpellier de la bienveillance qu'il nous ont témoignée sans cesse.

Qu'il nous soit permis cependant de remercier, d'une façon particulière, M. le professeur agrégé Brousse, qui dirige le service des maladies syphilitiques et cutanées, pour le soin avec lequel il a complété nos connaissances dans cette branche spéciale de l'enseignement.

Que M. le docteur Reynès, le distingué chef de clinique

chirurgicale, veuille bien, en raison du concours qu'il nous a prêté, accepter ce tribut d'éloges largement mérités.

Que notre ami Fuster agrée aussi l'expression de notre gratitude.

Mais tous nos remerciements et toute notre reconnaissance sont spécialement acquis à notre Maître, le professeur Tédenat. Sans lui, il nous aurait été impossible de mener à bien cette étude. Nous n'oublierons jamais les marques de sympathie qu'à plusieurs reprises il nous a données, sa bienveillante sollicitude et les services par lesquels il nous a maintes fois obligé.

En nous faisant l'honneur d'accepter la présidence de notre thèse, il nous met dans l'impossibilité d'acquitter la dette de reconnaissance déjà si grande que nous avions contractée envers lui.

DES

RÉTRÉCISSEMENTS

INFLAMMATOIRES

DU RECTUM

ÉTIOLOGIE

CHAPITRE I

Opinion des auteurs sur les rétrécissements syphilitiques du rectum.

Il n'entre pas dans notre idée de faire dans ce chapitre l'historique complet des rétrécissements dits syphilitiques du rectum, nous voulons seulement exposer les diverses phases dans lesquelles est successivement entrée cette question de pathogénie d'abord si simple, rétrécissement syphilitique, devenant aujourd'hui complexe, en admettant, à côté de la syphilis, la tuberculose, la blennorrhagie, la dysenterie, toutes les causes inflammatoires, et qui, par suite de transformations successives, a peut-être tendance à revenir, avec l'inflammation chronique non spécifique, à son type primitif de simplicité.

Il n'est pas besoin, pour épuiser le sujet, de remonter bien

loin dans la littérature chirurgicale ; et si l'on reportait ses
pas un demi-siècle en arrière, ce ne serait que pour citer les
noms de Tanchou (*Traité des rétrécissements de l'urèthre
et de l'intestin rectum*, 1835), et de James (Thèse de Paris,
1838), qui, les premiers, s'appuyant sur les statistiques, mon-
trèrent que l'influence de la syphilis avait été fort exagérée.

Mais c'est à Gosselin (*Archives Générales de Médecine*,
1854), que nous devons les premières observations vraiment
scientifiques de rétrécissements du rectum dits syphilitiques,
ne reconnaissant pas pour cause la syphilis.

Etudiant la pathogénie de ces rétrécissements, pathogénie
sur laquelle, de l'aveu même de Gosselin, les idées étaient
à l'époque le moins fixées, et le plus souvent erronées, le
chirurgien de la Charité fut amené à conclure que le rétrécissement et les lésions concomitantes du rectum ne sont pas
des symptômes constitutionnels. Et Gosselin, grâce aux statistiques nombreuses et à son expérience clinique, n'avait pas
de peine à démontrer que, si l'on confondait le rétrécissement
avec les symptômes constitutionnels, les hommes seraient
sujets à la maladie autant que les femmes ; il prouvait qu'on
ne devait pas ranger ces affections parmi les accidents
secondaires ; que ces lésions ne pouvaient, avec plus de raison,
être classées parmi les accidents tertiaires ; qu'on trouvait
enfin le rétrécissement du rectum chez des femmes n'ayant
jamais eu d'accidents constitutionnels, et il en arrivait à
indiquer que ces lésions pouvaient bien être la conséquence
du contact du pus blennorrhagique sur l'orifice anal, d'où
l'inflammation se serait propagée dans le rectum.

Mais aucun fait ne venait alors à l'appui de cette manière
de voir, qui nous paraît aujourd'hui si naturelle, et Gosselin
était obligé de conclure, comme à regret, en admettant une
prédisposition particulière de la constitution, indispensable
pour la production de la lésion, qu'il s'agissait d'une forme

d'affection syphilitique que les auteurs n'avaient point dénommée, qui n'était ni accident primitif, ni accident constitutionnel, mais bien lésion locale ou de voisinage, sous la dépendance d'une modification toute spéciale de la vitalité des tissus que contaminait le virus chancreux.

C'était en somme, pour lui, une forme anormale, une « intoxication locale », comme il l'appelait, que préparaient la mauvaise constitution et l'affaiblissement du sujet ; et comme preuve, il indiquait que, sur douze malades dont il communiquait les observations, dix étaient blondes, pâles et anémiques, deux avaient des affections scrofuleuses, deux enfin avaient été emportées par la phtisie.

La théorie de Gosselin ne fut pas acceptée par tous les les auteurs ; elle fut même énergiquement combattue par l'École de Paris et l'École de Lyon, et plus tard Fournier, grâce à sa haute valeur de syphiligraphe, lui substitua sans peine la théorie nouvelle, ingénieuse et brillamment exposée par le maître, du syphilome ano-rectal.

Fournier (*Lésions tertiaires de l'anus et du rectum*, 1874), décrivit le rétrécissement, comme un néoplasme d'espèce particulière, accident constitutionnel, bien que différent de la gomme, dont une propriété, qui d'ailleurs ne lui était pas spéciale, était la susceptibilité de dégénérer en tissu fibreux rétractile, qui constituait le rétrécissement. Le syphilome n'avait pas de tendance à la guérison spontanée; bien au contraire, abandonné à lui-même, il persistait et dégénérait en s'aggravant. Sa transformation fibreuse était suivie de rétraction, et par conséquent de diminution du calibre du rectum ; cette diminution pouvait d'ailleurs être très précoce, par le fait non de la rétraction du tissu fibreux de transformation, mais bien de la néoplasie primitive, rétrécissant le rectum à la manière d'une tumeur annulaire.

Cette transformation fibreuse était loin de paraître anormale

à Fournier, qui avait coutume de rapprocher d'elle la formation des longues bandes fibreuses caractéristiqnes du *foie
ficelé.*

Il invoquait encore, à l'appui de sa doctrine, l'efficacité du
traitement spécifique au début, efficacité que les recherches
contemporaines sont loin d'avoir démontrée ; et bien que,
d'autre part, des études histologiques entreprises sous l'ha-
bile direction de M. Malassez eussent montré d'une façon irréfutable l'hyperplasie conjonctive de la paroi rectale, la pathogénie syphilitique, bien qu'habilement présentée et énergiquement défendue, n'était pas encore définitivement acquise.

Bien plus, une nouvelle théorie tend à supplanter le syphilome ano-rectal de Fournier. La syphilis semble céder le pas
à la tuberculose.

Toute une pléiade défend avec ardeur cette nouvelle idée.
C'est Martineau (*Bulletin de la Société médicale des hôpitaux*, 1874), montrant que toute la muqueuse digestive peut
présenter des ulcérations tuberculeuses ; c'est Féréol (même
publication),c'est Liouville (*Bulletin de la Société anatomique*, 1874), qui communiquent des observations d'ulcérations
tuberculeuses du rectum, survenues dans le cours d'une
phtisie généralisée ; c'est Dujol enfin (*Bull. de la Soc. anat.*,
1874) qui, à propos d'un cas de rétrécisement du rectum, indiqua que la malade, sans manifestations de syphilis, présentait
un rétrécissement constitué par du tissu fibreux, contre lequel
le traitement syphilitique n'avait donné aucun résultat ; la
mort était survenue par cachexie tuberculeuse, et à l'autopsie
on trouva une tuberculose du poumon, du mésentère, etc.

A la même époque, le même jour, Desprès (même publication), déjà l'auteur d'une théorie qui attribuait au phagédénisme la production des strictures rectales, Desprès essaya,
par une théorie mixte, de concilier les deux opinions alors en
présence. Il tenta de démontrer que le chancre induré ou tout

autre accident syphilitique seul, pas plus que la tuberculose seule, ne produisait le rétrécissement, et que celui-ci était consécutif à un chancre phagédénique sur un terrain tuberculeux, ou ayant tendance à le devenir.

Tous les individus, en effet, porteurs de rétrécissements dits syphilitiques, mouraient d'après lui de la tuberculose, et parfois, de plus, quand il avait été possible de rechercher les antécédents des malades, on trouvait la tuberculose comme cause de la mort des parents de nombre d'entre eux.

Cette théorie se heurtait à une grave objection. Les observations n'avaient pu que constater l'absence de cicatrice vraie dans la plupart des rétrécissements, prouvant ainsi la non-existence du phagédénisme; aussi l'hypothèse émise par Desprès ne réussit pas à rallier de nombreux partisans.

C'est alors qu'au milieu de la discussion pour laquelle les auteurs accumulaient les matériaux, il semble y avoir eu un retour vers les idées que Gosselin avait déjà indiquées. Mollière (*Traité des maladies du rectum*, 1877), comprit que toute la pathogénie n'était pas résumée dans la théorie du syphilome ano-rectal de Fournier, il n'accorda pas de créance au chancre phagédénique de Desprès, et indiqua parfaitement qu'à côté de la syphilis on devait rechercher, dans l'étiologie des rétrécissements du rectum, l'influence des autres maladies vénériennes.

Mais les documents manquaient. « J'allais parler, écrit Mollière, de la blennorrhagie anale; mais, avant d'étudier le rôle qu'elle peut jouer dans le développement des rétrécissements rectaux, il faudrait établir d'une manière irréfutable son existence. » Et il ne discute point cette question de doctrine qui, en somme, au point de vue de l'intervention, n'a qu'un médiocre intérêt ; mais il affirme qu'à la suite de rapports contre nature, on a, très rarement il est vrai, observé des rectites qui pouvaient de tous points être rapprochées de celles qui prennent naissance consécutivement au contact du pus qui s'écoule des organes génitaux atteints d'inflammation blennorrhagique.

Blennorrhagiques ou inflammatoires, ces rectites amenaient la formation de cicatrices rétractiles, et partant de rétrécissements.

Pendant que des observateurs du plus grand mérite tendaient à préciser l'influence de la blennorrhagie, d'autres auteurs apportaient des observations pour établir l'influence tuberculeuse.

Spillmann (Thèse d'agrégation, 1878) annexa à sa thèse deux planches, résultant d'autopsies de malades chez qui de larges ulcérations tuberculeuses transversales avaient fait le tour complet de l'intestin et étaient devenues le siège d'un processus cicatriciel, en en déterminant un rétrécissement notable.

D'autres enfin, considérant presque le problème comme nsoluble, laissaient retomber le voile que jusqu'alors on avait soulevé en vain, et concluaient avec Berger (*Gazette des hôpitaux*, 1883) que la nature réelle des rétrécissements dits syphilitiques était encore inconnue ; mais, ce qui était suffisant pour la clinique, bien que les sujets porteurs de ces rétrécissements ne fussent pas toujours en puissance de vérole, les caractères étaient les mêmes, que la syphilis fût ou ne fût pas en jeu.

Les opinions de cette époque hésitante sont résumées et coordonnées vers un but unique par Hamonic, dans sa thèse sur la rectite proliférante (1885).

Toutes les causes que nous avons énumérées sont, en effet, capables de créer les irritations locales qui peuvent amener cette lésion. C'est d'abord l'inflammation vénérienne, transmise par la sodomie et la blennorragie rectale, phlegmasie essentiellement intense et chronique, longue à guérir et souvent négligemment traitée. C'est, en second lieu, la rectite simple de voisinage, déterminée par un chancre anal, péri-anal, où un accident syphilitique quelconque de cette même région. Enfin la fistule anale, la dysenterie, et peut-être aussi les ulcérations tuberculeuses, peuvent être les causes de la rectite proliférante.

Ajoutons cependant que, dans l'idée d'Hamonic, il n'existe pas de rétrécissement. Les productions néoplasiques peuvent obstruer l'orifice anal et le trajet sphinctérien, et le malade peut de ce fait éprouver de grandes difficultés dans l'émission des matières. C'est d'ailleurs ce caractère qui différencie la rectite proliférante du syphilome, dans lequel toute l'épaisseur de la paroi est infiltrée de produits plastiques et qui arrive à former un véritable rétrécissement.

C'est donc toujours autour du syphilome ano-rectal de Fournier que gravite la discussion. Mais les auteurs s'en montrent de moins en moins partisans. Sans rejeter complètement cette théorie, Duplay (*in* Duplay et Reclus, *Pathol. chirurg.*) dit que les prétendus rétrécissements syphilitiques du rectum n'existent pas, et que, si on laisse de côté les rétrécissements congénitaux, traumatiques ou cancéreux, les autres sont tous de nature inflammatoire, et résultent d'une phlegmasie aiguë ou chronique des parois rectales, reconnaissant des causes variées.

La concession que faisait Duplay ne fut pas accordée par Delbet et Mouchet (*Archives générales de médecine*, 1893), qui refusèrent au rétrécissement toute sorte de spécificité. C'étaient, en somme, les mêmes causes qu'avaient invoquées Hamonic, qu'indiquèrent Delbet et Mouchet : constipation et diarrhée, sodomie, blennorrhagie anale, écoulement de liquides gonorrhéiques, et ces auteurs, s'appuyant sur la clinique, conclurent que c'était une lésion d'ordre purement inflammatoire, aboutissant d'une rectite non spécifique. Mais, en plus de discussions théoriques, ils publièrent des observations anatomo-pathologiques, auxquelles nous nous réservons de faire de larges emprunts.

Plus près de nous encore, on essaie d'élucider cette vieille question. Mais l'ancien dogme de la pathogénie uniciste, de la pathogénie syphilitique est définitivement détruit. La nature du rétrécissement est reconnue variable, et les auteurs en précisent les détails.

Sourdille (*Arch. gén. de méd.*, 1895, *Archives de Hayem*, etc.), dans une communication remarquable, montre que la tuberculose a été soupçonnée, mais non démontrée ; il établit par l'examen histologique, par des inoculations aux cobayes, l'existence indéniable de coarctations d'origine tuberculeuse.

Le débat en 1895 semble, après les explications complètes de Sourdille, se limiter entre la tuberculose et la syphilis ; mais des observations nombreuses ne permettaient pas de restreindre ainsi la question.

Ainsi Hartmann et Toupet (*Semaine médicale*, 1895), s'ils notent la fréquence de la syphilis et de la tuberculose, indiquent aussi l'inconstance de ces deux états, qui tous deux peuvent manquer, et la pathogénie semble pouvoir se résumer pour eux en cette cause d'une importance capitale, mais cause vague, l'inflammation, qui prendrait origine dans la syphilis, la tuberculose, la dysenterie, etc.

Pendant ce temps, on groupe les documents autour des causes qui semblent influencer la production du rétrécissement. La dysenterie, signalée par tous les ouvrages de pathologie interne, est plus particulièrement étudiée par Castex (*France médicale*, 1893) et dans les traités spéciaux (Kelsch et Kiener, *Maladies des pays chauds*), etc.

Neisser, James Tuttle, Dock, Quénu, étudient enfin et précisent l'action de la blennorrhagie ano-rectale.

Etant donnée l'importance de la question, la valeur des auteurs qui l'ont étudiée, nous avons cru nécessaire de lui con-
sacrer cette longue étude. Cet exposé, que nous avons essayé
de rendre aussi clair que possible, conserve un certain vague
en raison du nombre des opinions émises. Il importe de résumer la discussion, et, pour cela, il nous suffit d'ajouter deux
causes, la dysenterie et la tuberculose, à celles qu'invoque
Tillaux dans son *Traité de chirurgie clinique :* « Je ne m'at-
tarderai pas, dit-il, sur la pathogénie des rétrécissements du
rectum, objet de tant de discussions. J'accepte, pour mon
compte, que cette affection se produit dans des conditions
très variées et que chacune des théories trouve des faits à son
actif. Le point de départ peut être une blennorrhagie, un chancre de l'anus, un chancre du rectum ; il peut reconnaître pour
cause un dépôt gommeux dans les parois, un syphilome ano-
rectal, et l'on conçoit, d'après cela, que le rétrécissement
puisse se manifester à des périodes très diverses de la syphilis,
tantôt rapidement, tantôt tardivement. »

On conçoit aussi qu'avec une pathogénie aussi complexe,
les formes du rétrécissement varient. On a à l'envi multiplié
les divisions. A côté des rétrécissements valvulaires, on a
décrit les rétrécissements spasmodiques dus à la rétraction
fibreuse des releveurs qui sont en même temps constricteurs,
rétraction survenue à la suite d'une contracture d'origine irritative. Cette théorie du spasme réflexe et de la rétraction
consécutive est, d'ailleurs, loin d'être démontrée, et les rétrécissements spasmodiques purs n'existent pas.

Sous le nom de rétrécissements périrectaux, on a signalé
des cas où l'inflammation des organes connexes, faisant corps
avec l'intestin : utérus rétroversé et enflammé, annexite, inflammation des ligaments chez la femme, suppuration chronique de la prostate ayant produit un phlegmon diffus chez
l'homme, et dans les deux sexes inflammation du tissu cellulaire périanorectal.

On a voulu différencier d'une façon nette les rétrécissements cicatriciels d'avec les rétrécissements inflammatoires:
les premiers, que l'on retrouve dans les traumatismes accidentels et chirurgicaux, plaies, corps étrangers, ablation d'hémorroïdes, opération de Kraske, brûlures par lavements trop
chauds ou faits par erreur avec des liquides caustiques ; les
seconds, les rétrécissements dits syphilitiques d'une pathogénie encore obscure, malgré les travaux qu'ils ont suscités.
Mais une conception à *priori* si juste est loin de correspondre
à la réalité. Ainsi, pendant qu'une ulcération se cicatrise,
avant même la réparation, le rectum s'infiltre de produits inflammatoires qui diminuent son calibre ; et, comme l'a parfaitement dit Quénu, le rétrécissement, en même temps qu'il est
cicatriciel, est inflammatoire; bien plus, l'importance de l'élément inflammatoire est telle qu'il prime la cicatrice.

CHAPITRE II

Discussion de la Pathogénie syphilitique

Il se dégage comme conclusion logique, de l'étude à laquelle nous venons de nous livrer, qu'il est au moins hasardeux de rapporter à la syphilis un cas, fût-il absolument type, de rétrécissement dit syphilitique. Nier, d'autre part, une action quelconque de la syphilis serait s'exposer peut-être à commettre une erreur. Il convient donc en premier lieu de chercher quelle place la syphilis doit occuper dans la pathogénie.

Les anciens arguments ont encore toute leur valeur. Un fait qui a frappé les auteurs, c'est l'extrême rareté du rétrécissement syphilitique du rectum chez l'homme.

Les statistiques des auteurs sont éloquentes :

Desprès	compte	1	homme sur	3	femmes
Sauri Ricardo	—	1	—	7	—
Godebert	—	5	—	40	—
Barduzzi	—	0	—	3	—

On a, il est vrai, expliqué cette différence en faveur de la femme par la fréquence plus grande des rapports contre nature, mais il serait facile d'opposer, en les empruntant aux ouvrages des médecins-criminalistes, de curieuses statistiques qui prouveraient que les rapports de ce genre, habituels dans certaines castes et qui ont suivi une progression sensiblement ascendante, n'ont nullement fait augmenter le nombre de rétrécissements rectaux.

Au demeurant, c'est dans ce cas, l'accident primitif, le chancre induré seul, qui serait incriminé, et il n'occupe, nous le verrons, qu'une place des plus minimes dans la pathogénie de cette affection.

Le flux menstruel, ramenant du côté du rectum un degré de congestion assez intense, la disposition anatomique de la région, le canal périnéal réunissant le vagin et la vulve, laboratoire des germes infectieux, à l'anus et au rectum, réceptacle merveilleusement disposé pour les recevoir, ne sauraient prêter un grand secours à la théorie syphilitique, alors qu'on peut puiser dans ces considérations, un élément d'un grand poids pour expliquer l'action de la blennorrhagie.

Les auteurs citent encore l'inefficacité du traitement spécifique et en effet, cette pierre de touche si utile dans certains cas, n'a dans celui-ci qu'une valeur minime, l'intervention devant toujours être directe pour amener la guérison. Fournier, sans doute, déclara bien qu'une amélioration, une guérison peut-être, pouvaient se produire, si on l'instituait dès le début, et Trélat, exagérant manifestement les idées du Maître, pensait que le mercure et l'iodure venaient à bout des accidents qu'il appelait quaternaires, même à une époque très avancée.

L'expérience n'a malheureusement pas confirmé l'exactitude de ces conceptions, et aujourd'hui, pour le plus grand bien des malades, les chirurgiens sont d'accord pour admettre que, même dans les cas de syphilis confirmée, le mercure ne mord pas sur le tissu fibreux.

Et on est en droit de se demander comment agirait le traitement spécifique, alors que la lésion ne relève pas de la syphilis, car si l'on interroge et l'on examine minutieusement les malades, on trouve dans nombre de cas des accidents syphilitiques plus ou moins nets, ou bien des manifestations persistant au moment même de l'examen, faits qui ont permis d'établir une corrélation étroite entre la vérole et les rétrécissements acquis, mais il n'en est pas moins vrai que la syphilis manque souvent, au point que Pœlchen, dans les *Archives de Virchow*, compte que, sur 222 cas de rétrécissements syphilitiques, 126 malades n'avaient pas eu la syphilis.

Mais si l'on suppose démontrée l'influence de la vérole, il reste à préciser quel est, des accidents que détermine cette maladie, celui qui entraîne le rétrécissement. Tous ont été tour à tour invoqués.

Le chancre induré, par raisonnement, plutôt que par observation, fut le premier accusé. Cinq cas seulement sont dans la science (Ricord, Sauri Ricardo, Trélat, Campenon, Hartley) dont un, celui de Sauri Ricardo, n'est pas à l'abri de toute critique. Dans aucun cas, d'ailleurs, il n'y eut de rétrécissement consécutif. Aussi le rétrécissement ne put-il pas longtemps reconnaître pour cause directe le chancre rectal. On voulut essayer d'établir l'influence du phagédénisme ajouté au chancre, mais cette théorie, due à Desprès, ne survécut guère à la précédente.

Le phagédénisme est, en effet, rare comme complication du chancre syphilitique, et, quand il existe, il n'excède pas les limites de celui-ci, ne laissant après lui que des cicatrices d'étendue minime.

Quelque temps, on fit jouer aux accidents de la période secondaire un rôle assez considérable. La cicatrisation des syphilides déterminait des brides, et partant des rétrécissements ; et les auteurs répétaient ces faits sur la foi de leurs devanciers. Leur présence dans le rectum a été niée (Diday, Jullien). Il peut être bien vrai que l'on examine peu soigneusement cette partie de l'intestin, que la présence des manifestations secondaires dans la bouche et la gorge est une forte présomption en faveur de leur présence dans le rectum. Quoi qu'il en soit, et bien que D. Mollière ait vu chez un syphilitique une petite plaque d'un centimètre de diamètre, à cinq centimètres au-dessus de l'anus, ces lésions de la muqueuse rectale sont une complication rare, et les cicatrices qui en résultent sont trop superficielles pour rétrécir le calibre de l'intestin.

Des auteurs nombreux ont exprimé la crainte que le tissu fibreux qui comble les vides créés par la nécrobiose ulcérative dépendant des syphilis ulcéreuses de la période secondo-tertiaire et de gommes, ne compromît par sa rétractilité le diamètre de l'intestin. Pour ces dernières, Fournier n'en a jamais observées. Esmarch décrit, malheureusement sans les accompagner de faits précis, de jeunes infiltrations gommeuses. Zappula guérit par le traitement ioduré une gomme siégeant à quatre centimètres de l'anus. Küster fournit une coupe anatomique et Freymüth une préparation histologique de syphilis gommeuse du rectum, avec rétrécissement cicatriciel.

Plus fréquentes sont les observations d'ulcérations de la muqueuse rectale de la période secondaire tardive, ou tertiaire précoce, accompagnées d'un épaississement et d'une induration de la paroi, qui amène, à un certain moment un rétrécissement plus ou moins marqué de la lumière intestinale. Cette sténose peut d'ailleurs manquer et, au total, les faits de rétrécissements consécutifs à une gomme rectale sont exceptionnels.

Restait l'accident quaternaire de Trélat, le syphilome ano-rectal.

Pour Fournier, ce n'est point une gomme; le syphilome ano-rectal ne présente pas, en effet, la disposition en nodules dont le centre se nécrose, il consiste essentiellement en une hyperplasie conjonctive, qui épaissit les parois de l'intestin et subit peu à peu la transformation fibreuse, grâce à laquelle le rétrécissement se constitue progressivement. Au début, les lésions constituées par un infiltrat d'éléments jeunes peuvent

subir la résorption sous l'influence du traitement spécifique ;
mais, quand la sclérose a eu lieu, les lésions sont définitives
et la médication interne est impuissante contre elles.

Une néoplasie précédant le rétrécissement, résume d'un
mot cette ingénieuse théorie.

On n'a malheureusement jamais vu ce néoplasme avant-
coureur du rétrécissement, et cette transformation fibreuse
est au moins singulière. Les explications que l'on a données
de ces faits ne satisfont pas complètement. Que si l'on peut
éluder la première question en prétendant que le syphilome
indolent de nature passe inaperçu, et que ce ne sont que les
phénomènes de coarctation, alors que la transformation fibreuse
est opérée qui attirent l'attention du malade, il n'en est pas de
même pour la seconde. Fournier y répondit en invoquant les
cicatrices de la syphilis hépatique, et son école les lésions
que la syphilis tertiaire détermine dans la langue et qui aboutissent à la sclérose de l'organe.

Pour ce qui est de la syphilose du foie, nous savons que les
gommes de cet organe aboutissent à la sclérose et à des cicatrices rétractiles ; mais le prétendu syphilome ano-rectal ne
fait pas partie des productions gommeuses et ne saurait leur
être assimilé. Il y a, d'ailleurs, une telle différence de structure entre la glande hépatique et l'intestin, qu'il ne nous paraît pas légitime de conclure de l'une à l'autre. La production du tissu fibreux n'a pas, dans les deux cas, la même
disposition. Entourant les lymphatiques d'un manchon épais
et réduisant à une fente linéaire leur lumière centrale dans la
cirrhose du foie, les gros trousseaux fibreux, dans les rétrécissements syphilitiques, se systématisent autour des vaisseaux, veines ou artères. On ne peut comparer les masses
amyloïdes, arrondies, provenant des artérioles et des capillaires, représentant le terme ultime de la dégénérescence
lobulaire, à l'abondante prolifération embryonnaire que le

tissu de sclérose supporte dans le rétrécissement. Rien ne rappelle la transformation du revêtement cylindrique qui tapisse la muqueuse intestinale en épithélium pavimenteux stratifié. Il y a, en un mot, entre les lésions les différences qui existent entre les organes dans lesquels elles siègent.

La sclérose de la langue prêterait aux mêmes considérations, sur lesquelles il ne convient pas d'insister.

Quelle serait cette lésion syphilitique à transformation fibreuse ? C'est un tertiaire, dit Fournier ; cet accident peut apparaître au bout de deux à trois ans après le chancre, mais les faits rapportés par Desprès ne sauraient être interprétés dans le sens d'accidents tertiaires. La rapidité d'apparition après l'accident primitif exclut tout rapprochement de ce genre.

Fournier cite, d'ailleurs, le cas d'une femme affectée d'un rétrécissement rectal d'une gravité extrême, portant encore sur la peau des groupes de syphilides papulo-squameuses, et Godebert rapporte l'observation d'une jeune femme de vingt-trois ans, avec des plaques muqueuses buccales, une éruption syphilitique sur les bras et le thorax, et présentant un rétrécissement serré à 4 ou 5 centimètres de l'anus. Elle avait été traitée à deux reprises, depuis l'apparition du chancre induré, pour des secondaires, et, malgré les mercuriaux prix au début, le rétrécissement n'en avait pas moins suivi sa marche habituelle. Trélat prétendait que c'était un quaternaire ; accident tardif, il apparaît à une date postérieure même à l'époque habituelle des accidents tertiaires, dix, quinze et cinquante ans après l'infection. Cinquante ans après l'infection, et un accident unique en son espèce, que de causes pendant cette longue période ont pu intervenir et fausser la conclusion de l'auteur !

Pourquoi encore cet accident spécial aurait-il le rectum comme lieu d'élection ? On ne l'observe pas dans les autres points du tube digestif. On ne peut guère invoquer comme explication de cette localisation rectale de la syphilis, l'irritation que produisent les causes banales, abus des purgatifs, constipation, etc., pas plus que l'inflammation que détermine la sodomie ; la syphilis n'a pas, en effet, une tendance manifeste à réserver ses manifestations pour les points faibles, et, si l'on se plaît à signaler sa fréquence sur le tibia et la clavicule, os superficiels, combien de fois n'a-t-on pas trouvé les pièces les plus profondes du squelette atteintes d'exostoses ou d'autres accidents ; combien de fois aussi n'y a-t-il pas eu explosion d'une syphilis viscérale, alors que rien dans l'organe ne semblait attirer de son côté l'action de la syphilis.

L'anatomie pathologique, d'autre part, n'apporte plus de preuves suffisantes à l'existence du rétrécissement syphilitique, ainsi que le comprenait M. Fournier. Lorsque, prenant la nature des rétrécissements pour base d'une classification, on voulut en reconnaître plusieurs types, le type syphilitique fut caractérisé par ce fait que dans la couche sous-muqueuse, en même temps que les bandes fibreuses ordinaires, des amas embryonnaires, groupés en nodules gommeux, se disposaient autour de la lumière des vaisseaux, qu'ils étouffaient et obstruaient complètement. On notait en même temps sur l'endartère, des lésions qui rappelaient absolument, par leur aspect, les caractères que l'on assigne à l'artérite syphilitique. Quant aux autres caractères, siège, forme, ulcération, substitution de l'épithélium pavimenteux au revêtement cylindrique, ils n'ont rien de particulier, on les retouve dans toutes les variétés de rétrécissements.

Mais l'endartérite, elle-même, n'a pas de valeur absolue. Hartmann et Toupet, pour qui, en somme, elle constitue un élément suffisant pour justifier la création d'un type spécial, reconnaissent que cette différenciation nette du type par la lésion de l'endartère n'existe pas dans tous les cas, et ils concluent que chez les syphilitiques, à l'occasion ou indépendamment de lésions spécifiques locales, il se développe des lésions anatomiques inflammatoires, qui aboutissent à la production de rétrécissements qui n'ont rien de spécifique.

Ajoutons un mot. L'endartérite elle-même peut se constituer en dehors de la syphilis, et si en pathologie générale nombre d'infections et d'intoxications, alcoolisme, saturnine, rhumatisme, etc., peuvent la produire, il est aussi des causes locales qui peuvent également lui donner naissance. Ainsi, MM. Noël Hallé, Melville et Wassermann, dans l'étude de l'uréthrite chronique et des rétrécissements consécutifs, constatèrent au niveau de l'urèthre, des modifications en tout point semblables à celles que l'on crut être caractéristiques de la syphilis, à savoir à côté des modifications de l'épithélium qui prend un aspect dermoïde plus ou moins irrégulier, l'endopériartérite et la formation des nodules embryonnaires.

Enfin, nous basant sur l'impossibilité de découvrir l'existence d'une manifestation quelconque de la syphilis chez de nombreux malades, présentant toute la symptomatologie clinique du rétrécissement syphilitique ; constatant en outre que ces mêmes rétrécissements nettement caractérisés admettent dans bien des circonstances d'une façon non équivoque une cause autre que la syphilis ; reconnaissant l'impuissance absolue du traitement antisyphilitique, contre le prétendu syphilome ano-rectal, et pour les raisons que nous avons exposées au début de ce chapitre, nous sommes amené à penser que la syphilis peut jouer un rôle dans les sténoses rectales, en déterminant un processus cicatriciel ou une irritation chronique, fort rarement à la suite d'un chancre ou de plaques muqueuses, d'une façon relativement plus fréquente à la suite de gommes rectales ; mais que rien n'est moins prouvé que l'existence du syphilome ano-rectal, cause directe du rétrécissement vraiment syphilitique ; que ces diverses causes, chancres, plaques et gommes syphilitiques, produisent des lésions plus fréquentes chez la femme que chez l'homme, en raison de la facilité et de l'intensité plus grandes avec lesquelles elles exercent leur action ; qu'en un mot, enfin, la syphilis ne produit pas le rétrécissement d'une façon directe, en créant de toutes pièces un accident à elle propre, le syphilome ano-rectal.

La fréquence de la syphilis seule peut expliquer la dénomination qu'on a donnée à ces rétrécissements, mais on aurait pu raisonner de façon analogue pour la tuberculose ou la blennorrhagie. Ce sont en réalité, dans la majorité des cas, non pas des rétrécissements syphilitiques, mais des rétrécissements développés chez des sujets syphilitiques.

Il nous parait certain que ces rétrécissements sont en tout comparables, par leur nature, à ceux que l'on est habitué à rencontrer dans les autres conduits naturels : œsophage, trachée, canal uréthral, intestin, et qui admettent une multiplicité de causes. Parmi elles et pour la question qui nous occupe, nous nommerons en première ligne la tuberculose, la dysenterie et la blennorrhagie rectale.

CHAPITRE III

Pathogénie non syphilitique des rétrécissements
du rectum.

A. — TUBERCULOSE

Lorsque fut pour la première fois émise l'idée que la tuberculose pouvait être l'origine des rétrécissements du rectum,
les adversaires de la théorie nouvelle objectèrent que la tuberculose avait pour aboutissant la caséification, et par conséquent ne pouvait pas produire un tissu de sclérose. Aujour-
d'hui, il est universellement admis que les lésions tuberculeuses présentent une double tendance : ou bien elles subis-
sent la transformation caséeuse, ou bien elles aboutissent à la
formation d'un tissu fibreux ; les deux modes, d'ailleurs, dans
presque tous les cas, s'associent et se combinent.

En se plaçant simplement au point de vue de la pathologie
générale, nous savons combien sont fréquentes les ulcérations
des muqueuses de nature tuberculeuse. Avant Martineau déjà,
on connaissait parfaitement les lésions tuberculeuses de l'es-
tomac, de l'intestin et du rectum; il montra qu'elles se produisent encore dans la bouche et la gorge, que tout le tube
digestif, en un mot, pouvait être le siège de manifestations
tuberculeuses. C'est peut-être dans l'ulcération tuberculeuse,
suivie de stricture du tube digestif, qu'il faut chercher la raison d'occlusions intestinales que nulle cause ne peut expliquer, ulcération siégeant sur l'intestin grêle, et ayant déter-

miné, par formation scléreuse, l'oblitération de la lumière intestinale.

Il ne faut rien voir d'étonnant, d'autre part, à la fréquence relativement excessive du rétrécissement chez la femme. Pour peu familiarisé que l'on soit avec l'étude des tuberculoses locales, ou mieux localisées, on sait avec quelle facilité se porte le bacille de Koch sur le *locus minoris resistentiæ* qui se présente ; qu'une cause traumatique quelconque peut favoriser l'explosion locale de la maladie, et nul point mieux que le rectum en contiguïté avec la vulve, toujours prêt à recevoir les produits vagino-utérins, ne pouvait présenter au tubercule un milieu de développement commode. Ce fait permet, en outre, d'expliquer pourquoi on trouve la sodomie passive dans l'étiologie du rétrécissement tuberculeux. Le coït contre nature, souvent répété, déterminant la congestion irritative de la muqueuse intestinale, créant des éraillures à sa surface, la met en état de réceptivité.

On s'étonnerait à bon droit que, dans le cas que nous envisageons, le traitement antisyphilitique eut une action heureuse, et on s'explique pourquoi un traitement pareil, débilitant le malade, ait fait dire à Pœlchen que le traitement par le mercure paraît occasionner certaines affections du rectum.

Le fait, enfin, du nombre parfois considérable de coupes histologiques nécessaires pour constater la présence des follicules tuberculeux, se trouve expliqué par la conclusion à laquelle arrivait Cruveilhier à propos de la tuberculose du poumon : « La phlegmasie chronique indurée transforme l'organe en un tissu dense, fibreux, incapable de tuberculisation. »

Il n'est point ici le lieu de rechercher si la matière tuberculeuse, comme le voulait Villemin, est inoculable à tous ses degrés d'évolution, et si, étant inoculée, elle agit comme un virus, portant de proche en proche une irritation détermi-

3

nant la production de la maladie qui se répand ensuite par la voie lymphatique ; ou bien, avec Collin, si le dépôt vient d'une double source, du tubercule déposé dans la muqueuse, et du travail pyogénique qui s'effectue autour de la plaie. Ce qu'il importe de préciser, c'est le travail de sclérose qui s'accomplit, en tout semblable d'ailleurs à celui que subit, autour et au voisinage du tubercule, le parenchyme pulmonaire.

Le tissu fibreux a presque toujours tendance à envahir le tissu voisin ; il pénètre sous forme de travées, de bandes plus ou moins épaisses, dans son intimité et en altère ainsi la structure, dans une étendue plus ou moins variable. Une fois commencé, ce travail de sclérose n'a aucune tendance à rétrograder ou à rester stationnaire. Des bandes de sclérose nouvelles s'ajoutent aux travées fibreuses déjà constituées, lentement, progressivement, les parties encore restées saines sont envahies par les nappes fibreuses et il est facile de trouver, dans ces masses de formation nouvelle, la trace du processus formatif, attesté de place en place par des travées de cellules à la période embryonnaire, qu'irriguent de rares et larges capillaires. Mais tandis que, dans le poumon, ce tissu nouveau oppose au mal une barrière presque infranchissable, en isolant et rétrécissant les masses caséeuses, et qu'il n'a que l'inconvénient minime de supprimer un champ relativement restreint de l'hématose, au contraire, dans l'intestin, il produit le rétrécissement fibreux avec ses désastreuses conséquences.

Dans nombre de points de l'économie, on retrouve d'ailleurs des lésions semblables. La forme grave de la tuberculose laryngée présente, avec la tuberculose intestinale, de frappantes analogies : la muqueuse est congestionnée, épaissie, ulcérée et présente souvent une infiltration qui détermine une sténose plus ou moins étroite du larynx. Cette description, si on taisait le nom de l'organe, pourrait indifféremment être attribuée à l'intestin. Et la ressemblance ne s'ar-

rête pas là ; les symptômes cliniques sont forcément les mêmes, chacun dans leur ordre. Si la difficulté d'émission des
matières caractérise le rétrécissement intestinal, le symptôme
de suffocation est, de son côté, produit par le rétrécissement
laryngé.

De ce qui vient d'être dit, il ne faudrait pas être porté à
conclure que l'ulcération précède la formation fibreuse et le
rétrécissement. Les lésions tuberculeuses ulcérées peuvent
guérir sans doute par cicatrisation ; mais là n'est pas la
règle, ce n'est qu'un fait d'exception. La formation du rétrécissement ne doit pas être attribuée à un processus curatif,
bien que cette assertion ait été émise par certains auteurs et
en particulier par Curling et Van Buren. C'est tout simplement un travail de sclérose qui se forme in situ, une infiltration des parois qui les épaissit et diminue le diamètre du
conduit, laissant subsister la lésion, tout comme il s'en forme
dans le poumon autour des cavernes.

Il est déjà facile de comprendre avec ces données, combien
importante sera pour le diagnostic la connaissance des antécédents personnels et héréditaires de tout malade portant un
rétrécissement acquis non cancéreux ; on comprend aussi quel
intérêt présenteront l'examen histologique et l'inoculation aux
animaux de laboratoire. Il n'est pas rare de trouver dans la
littérature médicale nombre de rétrécissements relevant sû-
rement de la tuberculose, qui, faute des connaissances et des
moyens d'investigation actuels, ont été mis sur le compte de
la syphilis au nom de la théorie.

Peut-on ne pas songer au rétrécissement tuberculeux, en
lisant les observations que publiait Gosselin en 1854 dans les
Archives générales de médecine ? La malade qui fait l'objet
de sa première observation présentait des condylomes et des
tubercules saillants et ulcérés dans la portion sphinctérienne
du rectum, avec un rétrécissement situé à 4 centimètres au-

dessus de l'anus. Elle avait un écoulement habituel et abondant de pus et une diarrhée chronique. Elle ne présenta aucun symptôme constitutionnel de syphilis, pendant les deux ans que Gosselin l'observa.

Sa situation est améliorée au bout de vingt mois ; mais la suppuration continue. Trois mois après, elle tousse continuellement, crache du pus, a une fièvre continue avec des exacerbations vespérales et des sueurs nocturnes. Aux sommets des cavernes évidentes, et une phtisie rapide emporte la malade ; elle n'accusait ni antécédents héréditaires ni antécédents personnels, mais elle était la huitième d'un père quinquagénaire, mort quelques mois après par suite d'excès d'ivrognerie.

Quant à la seconde malade, qui également n'offrait pas des signes de syphilis, elle produisait des selles liquides que précédaient des coliques et accompagnait l'émission d'une notable quantité de pus. Vieillie avant l'âge, elle dépérit rapidement, et, trois mois après son admission dans le service de Gosselin, elle fut prise de toux opiniâtre et de crachats purulents. Elle déclarait avoir perdu une sœur de quinze ans, morte de la poitrine.

Les exemples de ce genre sont nombreux. Après ces deux cas typiques, il serait fastidieux d'en faire l'énumération, et les auteurs qui nous les ont transmises, ne pouvant soupçonner l'origine tuberculeuse du rétrécissement, escomptaient pour la production de la tuberculose l'influence de la suppuration rectale datant de plusieurs années, qui amaigrissait les malades, diminuait la résistance de leur organisme, en minant leur constitution, et préparait ainsi l'invasion d'une tuberculose pulmonaire à marche rapide. Mais il semble bien dans des cas nombreux, de par l'histoire des malades, l'étude de leurs antécédents personnels et héréditaires, les tares qu'ils présentent, la marche de la maladie, il semble bien que souvent l'organisme fût déjà en proie au bacille de Koch dont la localisation sur l'extrémité du tube intestinal n'était qu'un phénomène en tout comparable à une localisation osseuse ou une localisation viscérale. Rétrospectivement, il est certainement impossible de démontrer si la lésion rectale a été antérieure à la phtisie pulmonaire, ou si, au contraire, la tuberculose se localisant, a été le point du départ du rétrécissement. Bien qu'il soit difficile de se prononcer pour l'une ou l'autre étiologie, il faut reconnaître que toutes les probabilités sont en faveur de la tuberculose primitive, présentant en plus d'autres manifestations, peut-être même comme manifestation première, la localisation rectale dont l'inflammation des tuniques de l'organe et le rétrécissement n'auraient été que la conséquence.

Aujourd'hui, avec le secours du microscope, la question ne semble plus pouvoir être discutée. Les rétrécissements tuberculeux ont acquis droit de cité. Les observations que nous avons recueillies justifient suffisamment par elles-mêmes l'individualité de ce rétrécissement, par la présence des follicules tuberculeux qui, dans la couche sous-muqueuse, séparent les bandes de tissu fibreux, et l'existence de traînées embryonnaires diffuses ne présentant pas la limitation nette des nodules gommeux de la syphilis.

Et c'est ainsi que, grâce à l'anatomie pathologique, on a pu dissocier ce grand groupe de rétrécissements dits syphilitiques ; il a été donné de diagnostiquer chez des syphilitiques des rétrécissements tuberculeux, de même aussi qu'on reconnaissait chez des tuberculeux des rétrécissements qui n'étaient pas d'origine bacillaire.

En résumé, si l'hypothèse qui veut que certains rétrécissements du rectum soient le résultat de la cicatrisation d'ulcérations tuberculeuses de l'intestin n'est pas démontrée d'une façon absolue ; si des faits que la discussion ne peut ébranler n'apportent pas à la confirmation de cette idée une démonstration formelle, il n'en reste pas moins absolument démontré qu'un nombre considérable de rétrécissements du type syphilitique, un tiers d'entre eux, disent certains auteurs, doivent être rapportés à la tuberculose qui, ayant infiltré les parois de cet intestin, les épaissit, diminue leur lumière et arrive ainsi à constituer le véritable rétrécissement tuberculeux du rectum.

Observation Première

Rétrécissement probablement tuberculeux du rectum.— Colotomie iliaque.—Guérison. — Fonctionnement régulier de l'anus artificiel. .— Autopsie dix-huit mois après. — Epaississement de la paroi rectale. — Verrucosités, brides, ulcérations de la muqueuse. — Salpyngo-ovarite tuberculeuse, bilatérale, adhérente au rectum.

(Observation recueillie par M. Fuster, dans le service de M. le professeur Tédenat.)

E... (Catherine), cinquante ans, entre dans le service de M. Tédenat, le 22 décembre 1894.

Antécédents héréditaires inconnus, malade réglée à quatorze ans, régulièrement pendant trois jours, pertes blanches.

Mariée à vingt et un ans. Deux accouchements à terme, puis deux fausses couches. Ménopause à quarante-deux ans. La syphilis est recherchée avec soin et ne paraît pas avoir existé. Depuis longues années, lupus érythémateux de la joue, ganglions strumeux dans les deux régions sous-maxillaires. Induration des sommets pulmonaires.

Depuis huit ans, alternatives de diarrhée et de constipation avec écoulement muco-sanguinolent habituel par l'anus. Depuis deux ans, épreintes, constipation suivie de débâcles. Défécation pénible et douloureuse. Amaigrissement.

A l'entrée à l'hôpital, on note en plus des lésions ci-dessus indiquées, abdomen légèrement ballonné, souple, sans tumeur perceptible. Vagin normal, utérus atrophié en rétroversion adhérente, annexes tuméfiés, en prolapsus dans les culs-de-sac postéro-latéraux, adhérents. Anus sans excoriation, sans hémorroïdes. A trois centimètres au-dessus, verrucosités, brides, puis rétrécissement infranchissable que le doigt introduit dans le vagin sent remonter haut, dur, épais.

M. Tédenat pratique la colotomie iliaque le 31 décembre 1894. Opération simple. Toutes les précautions sont prises pour la formation d'un bon éperon destiné à empêcher le passage des matières dans le bout inférieur. Suites simples. Peu à peu la saillie de l'anus diminue et la malade quitte l'hôpital le 10 mai 1895, ne souffrant pas, digérant bien, engraissée.

Elle s'est bien portée jusqu'au mois de février 1896. Alors, elle s'est amaigrie, a perdu ses forces. L'anus artificiel fonctionne régulièrement. Elle a succombé fin mai 1896, comme succombent beaucoup de prisonnières. Elle était en prison depuis une dizaine d'années.

Autopsie. — L'anus iliaque est marqué par une dépression, il fonctionnait régulièrement, pas d'ulcération de la peau autour.

Le rectum à trois centimètres de l'orifice anal a sa paroi épaissie, avec des plaques de sclérose, des nodules occupant toute son épaisseur.

La muqueuse se confond dans une sclérose qui l'unit aux autres tuniques. Elle présente des brides irrégulières, saillantes de cinq à huit millim., des nodules durs, avec quelques ulcérations arrondies, les unes superficielles, d'autres profondes, mais n'atteignant pas toute l'épaisseur de la paroi rectale, qui par places est de deux à trois centimètres. Au-dessus du rétrécissement qui a une hauteur de huit à dix centimètres et est limité par un rebord frangé, la muqueuse présente quelques érosions superficielles avec de menus nodules à surface finement réticulée.

L'examen microscopique n'a pu être fait, le cadavre étant conservé depuis trois jours dans un bain phéniqué.

L'utérus est atrophié, scléreux, en retroversion extrême et fortement adhérent à la paroi postérieure du bassin. Foyers caséeux dans les deux ovaires avec quelques granulations tuberculeuses disséminées à leur surface. Les trompes ont leur pavillon oblitéré par des adhérences et ont leur paroi épaissie. Des adhérences nombreuses les fixent au rectum et à l'utérus. Elles rendent difficile l'extraction de tous ces organes.

Observation II

Rétrécissement tuberculeux du rectum. — Résection suivie de suture du segment supérieur au rebord anal. — Guérison suivie de récidive un an après. — Mort avec lésions pulmonaires.

(Observation recueillie par M. Spatharos, dans le service de M. le professeur Tédenat.)

Cécile P..., âgée de vingt-cinq ans. Le père est mort de phtisie pulmonaire à quarante-cinq ans, trois frères morts en bas âge de méningite. Réglée à quinze ans, irrégulièrement, les règles manquaient souvent deux ou trois fois de suite. Leucorrhée habituelle. Santé délicate, rhumes fréquents. Mariée à vingt-deux ans. Jamais de grossesse.

Depuis deux ans, alternatives de diarrhée et de constipation. Souvent du sang ou des mucosités glaireuses dans les selles, cuissons, pesanteur à l'anus. Diminution de l'appétit et amaigrissement. Depuis trois ou quatre mois faux besoins; liquide muco-purulent souvent mélangé de sang après l'expulsion des matières.

10 mai 1891. — La malade consulte M. Tédenat. Elle est pâle, amaigrie. Induration du sommet droit, avec expiration soufflante et prolongée. A la marge de l'anus, deux petits condylomes occupent la commissure antérieure ; petite hémorroïde flasque et ulcérée en arrière. Relâchement du sphincter, que le doigt franchit sans provoquer de douleur. Juste au-dessus du sphincter, quelques menues verrucosités, reposant sur une muqueuse moins souple qu'à l'état normal. A trois ou quatre centimètres de la marge, rétrécissement dans lequel l'index s'engage serré, la malade souffre. Comme des suppositoires calmants, des lavements ont été employés depuis deux mois sans résultats, la malade réclame une opération. Elle refuse la colotomie iliaque proposée par M. Tédenat. Le 12 mai, après nouvel examen, on note : par le vagin on sent l'induration du rétrécissement rectal qui ne paraît pas remonter à plus de six ou sept centimètres. Utérus à col cônique, à corps petit, antéfléchi. Les annexes paraissent sains. M. Tédenat conclut à la possibilité d'une excision du rétrécissement.

Opération le 15 mai. Incision médiane postérieur jusqu'auprès du coccyx. Elle est continuée en avant et de chaque côté, de façon à laisser en dehors une partie du sphincter. Décollement avec le doigt et quelques petits coups de ciseaux. Cinq pinces rapidement remplacées par des ligatures. Rectum fendu en arrière sur la ligne médiane.

Il est pris par deux pinces tireballes américaines, au-dessus de la portion indurée, qui est excisée transversalement avec des ciseaux. Sans grandes difficultés, le segment supérieur est suturé à la peau et à quelques fibres sphinctériennes conservées. Six points de suture au fil métallique. Un petit drain de chaque côté. Poudre d'iodoforme et gaze iodoformée.

16. — Pansement destiné surtout à surveiller le fonctionnement des drains. Pas de rétention entre l'intestin et la paroi externe du foyer opératoire. Lait, quatre centig. d'extrait thébaïque.

17. — Bon état de la plaie. La malade serait tout à fait bien, n'étaient les gaz intestinaux qui sont rendus involontairement, et, d'ailleurs, leur expulsion amène du soulagement.

21. — Cinq points de suture tiennent bien, l'antérieur médian a sectionné. Irritation rectale avec une solution boriquée. Elle entraîne du pus et quelques matières.

23. — Tous les fils sont enlevés. Réunion bonne, sauf courte fistule à l'endroit du drain gauche.

30. — Cicatrisation complète.

Pendant sept ou huit mois, la malade se nourrit bien et engraisse un peu. Selles deux fois par jour, assez souvent diarrhéiques, avec quelques glaires. Au neuvième mois après l'opération, constipation fréquente, parfois un peu de sang mêlé aux matières. Un peu de pesanteur anale et de ténesme. M. Tédenat revit la malade le 8 juin 1892, et constata un rétrécissement étroit, douloureux, situé juste au-dessus de l'orifice anal. La malade était très amaigrie, avec des sueurs nocturnes, une toux pénible. Signes de cavernes aux sommets des deux poumons. Elle succomba au mois d'août, très souffrante de son rectum : épreintes, muco-pus strié de sang...

La portion du rectum excisée avait neuf centimètres. La muqueuse faisait corps avec les autres tuniques du gros intestin ; la coupe était de couleur grise, avec des nodules jaunâtres et quelques menus abcès punctiformes. Ulcérations arrondies, à bords décollés, ayant la dimension d'une lentille ou un peu plus, au nombre de six et situées au-dessous du rétrécissement. La muqueuse est grise, terne, avec des plaques scléreuses de un ou deux centimètres de long ; çà et là, de petits condylomes sessiles, à surface réticulée. Au niveau de la portion rétrécie, la paroi a une épaisseur de dix à quinze millimètres, suivant les points. Elle forme, à la face interne, des saillies noduleuses du volume d'un pois, quelques-unes rouges et exulcérées, d'autres sèches et comme cutanisées. On remarque quelques travées longitudinales ou obliques formant des cordelettes scléreuses.

Un examen microscopique sommaire a montré un épithélium plat, discontinu, avec des cellules géantes disséminées. Quelques rares follicules tuberculeux dans les plans superficiels internes. Glandes atrophiées.

Observation IV

(Recueillie à l'Hôtel-Dieu, service de M. POLAILLON, par G. SOURDILLE, interne.)

(RÉSUMÉE)

Rétrécissement tuberculeux du rectum

Le nommé P... (Emile), trente-trois ans, maçon, entre le 8 novem·bre 1894 à l'Hôtel-Dieu, service de M. Polaillon.

Antécédents héréditaires. — Néant.

Antécédents personnels. — 1881, fièvre typhoïde ; 1883, dysenterie(?) qui marque le début des difficultés dans la défécation. Ni syphilis, ni chancres mous, ni blennorrhagie. Pas de pédérastie.

Histoire de la maladie. — Début au mois de mars 1892. Douleurs le soir, au niveau de l'anus et du rectum, lancinantes, analogues à une brûlure. Huit jours après ce début, à chaque selle, abondante quantité de sang.

Au bout d'un mois, les phénomènes s'atténuent ; mais les selles deviennent difficiles ; efforts vains pour aller à la selle plus de dix fois par jour. Emission de matières dures, sèches, aplaties, rubanées, du volume d'une plume d'oie ; immédiatement après, diarrhée abondante. Pas de modification pendant seize mois. Abcès périrectaux. Ténesme, issue de matières purulentes mêlées à du sang.

Accidents de tuberculose pulmonaire. L'intensité des lésions anales s'accentuant, on examine le malade au spéculum, sous le chloroforme, on diagnostique un rétrécissement du rectum, de la variété dite syphilitique.

8 novembre 1894. — Le malade, bien que pâle et amaigri, ne présente cependant pas un état général très mauvais.

Deux condylomes sans ulcérations, deux orifices fistuleux.

A 2 centimètres et demi, rétrécissement dur, circulaire, admettant avec difficulté une sonde n° 16. Pas de ganglions inguinaux, ni iliaques.

12. — Rectotomie externe postérieure au thermo.

Le rétrécissement a 7 centimètres ; surface indurée, parsemée de bosselures aplaties. Pas d'ulcérations. Une portion est enlevée pour l'examen histologique.

Examen histologique. — Augmentation de l'épaisseur (plus de 1 centimètre), et de la densité des tuniques.

Microscope. — L'épithélium cylindrique a totalement disparu ; il est remplacé par une nappe très épaisse d'épithélium pavimenteux stratifié. Une ulcération superficielle laisse voir le derme à nu, infiltré, parcouru par des capillaires nombreux, présentant la constitution de bourgeons charnus.

Les glandes, en tube, la muscularis mucosæ, ont disparu.

La couche sous-muqueuse est métamorphosée en une couche épaisse de tissu conjonctif fibreux, où l'on ne rencontre que des capillaires , s'anastomosant ensemble et accompagnés de traînées de cellules embryonnaires, formant par places de véritables nodules périvasculaires.

Cette infiltration n'est pas localisée autour des vaisseaux ; elle existe quoique bien moins accentuée, dans toute l'épaisseur de la sous-muqueuse.

En un point de cette couche sous-muqueuse, apparaît un follicule tuberculeux, formé par une agglomération de cellules embryonnaires, dont plusieurs ont pris le type épithélioïde. On trouve surtout des cellules géantes typiques en assez grand nombre. Le nodule s'est formé autour d'un vaisseau dont la lumière est obstruée par la matière caséeuse.

Deux cobayes que l'on inocule présentent, en février, des lésions manifestent de tuberculose (noyau caséeux local, adénopathie de l'aine, etc.), ils maigrissent rapidement et meurent de tuberculose généralisée.

Observation V

Empruntée à SOURDILLE

(RÉSUMÉE)

Rétrécissement tuberculeux du rectum

X..., jeune religieuse, sœur de charité. Sans antécédents.

Rétrécissement cylindrique de toute la partie inférieure du rectum, avec abondante suppuration.

Rectotomie avec résection d'une partie du rétrécissement en 1892.

Examen histologique. — 1° Portion sus-sphinctérienne. L'épithélium cylindrique est détruit et remplacé par un épais revêtement d'épithélium pavimenteux stratifié avec ses trois couches bien nettes. Cet épithélium est environ trois fois plus épais que celui de la marge de l'anus. Le chorion est composé de faisceaux entre-croisés de tissu conjonctif; il est le siège d'une infiltration embryonnaire.

Les glandes tubuleuses sont déformées.

La couche musculaire est absolument bouleversée.

La sous-muqueuse, très épaissie, constituée par des bandes de tissu fibreux diversement orientées, contient des nodules tuberculeux également disposés sans ordre et d'âge différent, les uns constitués par des cellules embryonnaires, les autres complètement ramollies à leur partie centrale.

Les artères présentent de l'endarterite à un degré bien moins accentuée qu'au voisinage des gommes syphilitiques.

2° Portion sphinctéro-anale. — Les lésions sont bien moins profondes, bien moins avancées. Couche d'épithélium pavimenteux stratifié, très mince reposant sur un derme à papilles basses et trapues.

Dans la couche sous-dermique, amas nodulaires de cellules rondes entourant une ou plusieurs cellules géantes typiques.

Vaisseaux abondants présentant, comme unique lésion, l'infiltration de leur tunique externe.

Observation VI

Empruntée à Sourdille

(résumée)

Examen histologique d'un fragment de rétrécissement extirpé au cours d'une rectotomie

Pas d'histoire clinique.

La muqueuse, d'épaisseur normale, est légèrement infiltrée de cellules embryonnaires.

Épthélium cylindrique, glandes de Lieberkühn, muscularis mucosæ intacts.

La sous-muqueuse présente les lésions les plus marquées. Elle est constituée par du tissu conjonctif jeune, siège d'une infiltration diffuse qui par places se circonscrit pour donner lieu à des follicules tuberculeux qui envahissent toute l'épaisseur de la sous-muqueuse et renferment un nombre considérable de cellules géantes.

L'infiltration existe aussi dans la tunique musculaire.

Vaisseaux très abondants à lumière large et à tunique externe envahie par des cellules embryonnaires. Périartérite et périphlébite.

Les tuniques interne et moyenne des vaisseaux sont intactes.

En résumé, lésion importante : infiltration de la sous-muqueuse qui hypertrophiée diminue le calibre du rectum,

Observation VII

Empruntée à Quénu et Hartmann (*Chirurgie du rectum*)

(résumée)

Rétrécissement tuberculeux à la jonction de l'ampoule et de la partie terminale du rectum. — Large ulcération au-dessus du rétrécissement.

Pas d'histoire clinique.

A 3 centimètres de l'anus, rétrécissement n'admettant pas l'extré·mité du doigt. Au-dessous, intestin normal comme calibre. Surface un peu inégale. Deux ulcérations.

Au-dessus : ulcération occupant toute la surface de l'intestin ; hau·teur huit centimètres ; bords nets, non décollés. La muqueuse avoisi·nante est normale.

La surface de l'ulcération a un fond finement granuleux. Il existe dans le poumon des lésions de tuberculose ; avec de grosses cavernes aux deux sommets. Le foie est gras. Les reins se décortiquent mal. Ulcération tuberculeuse du cœcum ; nombreux ganglions caséeux dans le mésentère.

L'examen histologique de la grande ulcération située au-dessus du rétrécissement a montré qu'il ne s'agissait à ce niveau que d'une ulcé-ration simple, sans aucun caractère spécifique.

Examen histologique de coupes au-dessous du point rétréci. — Au-dessous du rétrécissement, mince couche d'épithélium pavimenteux stratifié. Peu de lésions. Dans la sous-muqueuse seulement, un nodule volumineux de cellules embryonnaires, dont le centre est entièrement caséeux.

Au niveau du rétrécissement, l'épithélium a disparu, ainsi que les glandes en tube, le chorion muqueux et la *muscularis mucosæ*. La sous-muqueuse, épaissie, présente une infiltration généralisée et diffuse de cellules embryonnaires. Nombreux capillaires. Quelques petits nodules ramollis, avec des formations cellulaires rappelant des cellules géantes.

Au voisinage de la couche circulaire des fibres lisses, de nombreux nodules d'âges différents, cellules embryonnaires, débris de cellules géantes.

Un manchon épais d'infiltration cellulaire entoure les vaisseaux et les nerfs. Entre les deux couches de la musculaire, les cellules rondes s'amassent par endroits pour constituer de véritables gommes à tous les degrés de leur évolution.

Dans cette portion, les tuniques vasculaires conservent encore une intégrité frappante, qui suffirait à éloigner toute idée de syphilis.

B. — DYSENTERIE

L'action de la dysenterie comme cause de rétrécissement du rectum, a été et est encore vivement contestée. Aucun exemple n'en est relaté dans la guerre de Sécession, pendant laquelle la dysenterie a cruellement sévi ; Mathews la rejette et Cornil prétend même que, loin de produire un rétrécissement, elle amène une dilatation du rectum. Cependant Quénu et Hartmann, qui ont résumé les recherches, ont trouvé certaines observations de rétrécissements dont l'origine dysentérique ne paraît pas douteuse.

Une est empruntée à Gibbs : c'est un cas de rétrécissement du rectum à 3 centimètres 1/2 de l'anus, chez un jeune homme ayant une dysenterie datant de 5 ans, avec destruction des parois au-dessous du rétrécissement. Ballance, dans « the Lancet », publia un rétrécissement suivi d'abcès et de fistule vésico-rectale, à la suite d'une dysenterie aiguë passée à l'état chronique. Castex, dans une étude parue sur « la France médicale », fit connaître quelques faits intéressants, Quénu, enfin, ajouta une observation que nous reproduisons à la fin de ce chapitre, et qui nous paraît offrir un cas de rétrécissement bien consécutif à la dysenterie. Il nous revient d'ailleurs en mémoire un cas dont M. le professeur Tédenat nous a souvent entretenu, et dont nous n'avons malheureusement pas pu retrouver l'observation ; un individu âgé d'environ cinquante ans, arrivant des colonies, qui entra dans le service de chirurgie l'année 1890-1891. M. le professeur Tédenat porta le diagnostic de rétrécissement d'origine dysentérique. État général déplorable. Mort rapide. L'examen histologique fait par M. le professeur Kiener, avec la compétence qu'on lui connaît, confirma le diagnostic clinique de rétrécissement dysentérique.

Aujourd'hui, la majorité des classiques admet la possibilité de ces rétrécissements ; des cas de nature non douteuse peuvent être cités et on conçoit, en effet, que les ulcérations qui caractérisent cet état morbide, venant à se cicatriser, donnent lieu à des coarcations fibreuses.

Il est intéressant de rechercher les raisons d'opinions si nettement opposées. Peut-être n'est-il pas inadmissible de supposer que l'intensité seule de l'affection suffit à donner l'explication de cette divergence d'idées.

Dans la dysenterie de moyenne intensité, en effet, la muqueuse congestionnée, d'autant plus vivement colorée qu'on se rapproche de l'anus, présente une teinte variant du rose clair au rouge brunâtre. Elle est excoriée, souvent ramollie, épaissie, et présente des reliefs formés par les follicules lymphatiques. Les autres tuniques qui composent la paroi se tuméfient, s'épaississent, et ne tardent pas à présenter un certain degré d'induration. Les follicules se ramollissent dans

leur partie centrale et suppurent, donnant ainsi les ulcérations, cependant que les vaisseaux de la couche glandulaire
apparaissent turgides et entourés d'un tissu fibreux, infiltré
de cellules embryonnaires, qui comprime et allonge les glandes de la région. Si la maladie cesse, si le processus irritatif
n'a pas été longtemps prolongé, les lésions, étant peu profondes, ne tardent pas à disparaître, ne laissant aucune trace
sensible.

Si la dysenterie a été aiguë ou suraiguë, la lésion se présente sous un autre aspect. La muqueuse offre parfois un
épaississement plus ou moins marqué, étendu à tout l'intestin,
mais plus accentué sur certains points où il constitue une
espèce de boursouflement. Le rectum en est le siège de pré-
dilection. C'est là que la muqueuse se montre le plus manifestement hypertrophiée. Les ulcérations sont étendues et
profondes, taillées à pic, le réseau vasculaire s'infiltre d'éléments embryonnaires, les parois même des vaisseaux subis-
sent cette transformation. Mais souvent, dans ces cas, la terminaison fatale est la règle et dans les cas heureux et rares
où le processus ulcéreux se termine par la cicatrisation, le
malade perdu de vue n'accuse pas toujours la dysenterie
antérieure, ce qui permet de mettre sur le compte de la tuberculose, voire de la syphilis, le rétrécissement déterminé par
les cicatrices ainsi formées.

C'est dans les cas de dysenterie chonique que les parois de
l'intestin peuvent présenter une hypertrophie constituée par
un épaisissement, une induration qui confond toutes les
tuniques intestinales, surtout aux parties inférieures et en
particulier au rectum. L'épaisseur des parois mesure 1 ou
2 centimètres. Ces parois sont dures, épaissies, résistantes, et
souvent crient sous le scalpel. Le tissu sous-muqueux, celui
qui sépare les couches musculeuses, celui qui est directe-
ment placé sous la séreuse, sont en pleine période de sclérose,

au point que l'intestin tend à se transformer en un canal rigide. Leur section blanchâtre, leur consistance, rappellent vaguement un squirrhe, mais la dégénérescence observée dans l'intestin doit les rapprocher des productions fibroplastiques. C'est qu'en effet, dans ces cas, l'ulcère s'est cicatrisé par l'adjonction à sa base d'un tissu nettement fibreux, ou bien que les bords flottants de la muqueuse se greffent sur la base détergée de l'ulcère. C'est cette cicatrice, complication tardive, qui peut déterminer un rétrécissement et les symptômes de l'obstruction intestinale.

Nous voyons encore, au microscope, dans l'intervalle des ulcères, les vaisseaux turgides, dans la couche glandulaire, entourés par du tissu conjonctif infiltré de cellules lymphatiques. Les glandes déformées sont séparées par des cloisons, accrues en longueur et en épaisseur, par suite de l'inflammation.

En résumé, d'un côté, les ulcérations que la dysenterie amène, dépassent assez souvent la muqueuse, atteignent les fibres musculaires, les détruisent quelquefois, et intéressent le tissu fibro-aréolaire. Une cicatrice froncée et un rétrécissement sont la conséquence de leur guérison. D'autre part, l'hypertrophie des tuniques, qu'elles soient ramollies ou de consistance ferme, lardacées, criant sous le scalpel, explique l'atrésie marquée qui peut réduire le calibre du rectum à un diamètre inférieur à celui du petit doigt. C'est pour ce dernier mode de terminaison, en particulier, qui coïncide avec l'infiltration de cellules lymphatiques, que nous regardons comme très acceptable l'idée que la dysenterie a été le point de départ d'une rectite, qui, comme les rectites vulgaires, passe à l'état chronique, est suivie de l'épaisissement, de l'infiltration des tuniques, et, dans une époque plus ou moins éloignée, du rétrécissement consécutif. Ce serait, en somme, une pathogénie pour ainsi dire de seconde main : la dysenterie créant la rectite, la rectite créant le rétrécissement ; la dysenterie se bornant alors à détruire, par ses ulcérations, la muqueuse intestinale, ouvrant la porte aux causes d'infection de tout genre, venant du côté du rectum, et produisant ainsi la rectite chronique, prélude du rétrécissement.

Quoiqu'il en soit, lorsque la muqueuse rectale est ulcérée et que, par un processus cicatriciel, la base des ulcérations ou les tissus voisins s'infiltrent d'éléments fibreux, il se produit un fait digne de remarque.

Du fait de la cicatrisation, se trouve créé un rétrécissement qui, bien que peu considérable, peut avoir des conséquences fâcheuses, en devenant la source de nouvelles ulcérations qui peuvent rester longtemps rebelles, ou engendrer des rétrécissements plus serrés. Ici, comme dans le canal de l'urèthre, il va se produire, en amont de l'obstacle, une dilatation, seul phénomène que l'on ait signalé dans quelques autopsies ; mais le contact incessant des matières avec la muqueuse, modifiée et irritée, accentue l'inflammation, produit des éraillures, des excoriations de la paroi et ainsi s'ouvre une porte aux micro-organismes qui trouvent, pour leur culture, un terrain tout préparé.

Une ulcération nouvelle se produit, avec sécrétion de matière puriforme, mélange de pus et d'éléments anatomiques mortifiés. Ces liquides se mélangent aux fèces qu'ils amollissent, et par leur contact prolongé, reculent la guérison ; si la sécrétion est trop abondante, ils s'écoulent à l'extérieur dans l'intervalle des selles. Cette suppuration abondante entraîne le dépérissement du malade, et, pour peu qu'il y ait prédisposition, on ne tarde pas à voir des phénomènes de phtisie rapide emporter le malade. Si nous insistons sur ces faits, c'est qu'ils ont une portée pratique et que de leur considération peut découler souvent la précision du diagnostic.

Considéré en lui-même, le rétrécissement d'origine dysentérique présente de nombreux caractères communs à tous les rétrécissements acquis du rectum ; mais une étude, même peu approfondie, ce qu'explique la rareté relative de cette affection dans nos climats tempérés, permet de dégager et de grouper un certain nombre de caractères qui lui appartiennent plus spécialement, et qui, constants pour les rétrécissements survenus à la suite de dysenteries aiguë ou chronique, permettent de constituer cette variété de rétrécissement rectal, variété dont le type différera parfois par des degrés, de simples nuances, du type voisin, mais dont les différences, si minimes soient-elles, pourront servir tout au moins à affirmer d'une façon plus ferme le diagnostic et peut-être, dans certains cas, apporter à l'indication opératoire une plus grande précision.

Ce qui frappe en premier lieu, et ce qui éloigne complètement le rétrécissement dysentérique de l'ensemble des rétrécissements syphilitiques, c'est sa fréquence chez l'homme et sa rareté relativement extrême chez la femme, ce qui est surabondamment expliqué, si l'on tient compte de ce que les causes tout au moins occasionnelles de la dysenterie sont l'encombrement, la misère, les eaux de mauvaise qualité, les conditions hygiéniques défectueuses, toutes causes qui sont le triste apanage des armées en campagne, dans les contrées chaudes qui fournissent aux statistiques le plus bel appoint.

Au lieu d'être circulaire, d'une hauteur et d'une épaisseur plus ou moins considérables, au lieu de se présenter unique, le rétrécissement dysentérique est le plus souvent partiel, affectant la forme d'un éperon, ou d'une bride d'étendue variable ; il est mince, présentant parfois la forme d'une valvule, et assez souvent multiple, toutes choses qu'explique parfaitement son origine cicatricielle. Et c'est précisément sa forme de rétrécissement partiel qui permet de comprendre pourquoi on retrouve ici atténués les graves inconvénients de l'obstruction rectale. Les matières sont émises, en effet, irrégu-

lièrement rubanées, et parfois même vaguement triangu-
laires. Sa nature permet aussi de saisir pourquoi l'état général
ne souffre guère, pourquoi après une intervention même bénigne, dilatation digitale ou instrumentale très discrète, la
récidive est exceptionnelle, et pourquoi aussi cette intervention est généralement exempte de dangers.

Observation VIII

Empruntée au Dr Vandommelen (*Gaz. des hôp.*, 1855)

(RÉSUMÉE)

Rétrécissement accidentel de la portion ampullaire du rectum. — Opération. —
Guérison.

Un soldat de vingt-neuf ans fut atteint en 1849 d'une dysenterie à
la suite de laquelle il conserva une grande difficulté d'évacuer les
selles. Trois ans plus tard, il fut forcé de rentrer à l'hôpital pour des
douleurs de ventre très intenses. A cette époque, les matières fécales étaient rendues sous la forme de rubans minces, pelotonnées et
du volume d'un tuyau de plume.

A une distance de 8 centimètres de l'anus, le doigt rencontre une
cloison annulaire, de nature cartilagineuse, surtout vers le bord de
l'ouverture qui était tellement rétrécie que la canule d'une seringue
à lavements pouvait à peine y passer.

Après avoir tenté inutilement de rétablir la liberté des selles par
des purgatifs et des lavements, M. Vandommelen se décida à tenter
une opération. Incision cruciale. Hémorragie insignifiante. Trois semaines après, exeat avec guérison parfaite.

Observation XIX

(Empruntée à Curling)

(Résumée par Chassaignac)

Rétrécissements multiples du rectum d'origine dysentérique

William K....., marin, trente et un ans, hôpital de Londres, le
16 juillet 1857, libéré du service comme invalide après la guerre de
Crimée. Atteint de dysenterie, se remet incomplètement.

Fistule à l'anus. Dans le rectum, ulcération avec rétrécissement à un pouce et demi de l'anus.

Traitement par dilatation progressive au moyen de bougies. Abcès au périnée. Le cathétérisme profond fit reconnaître un second rétrécissement à la limite supérieure. Quelques accidents urinaires. Péritonite.

Autopsie. — Deux ulcérations : l'une supérieure, l'autre inférieure, avec rétrécissement sur les deux points. Les ulcérations pénétraient jusque dans le tissu musculaire.

Observation X

Empruntée à Hulke (*Med. Times and Gazette,* 1879)

Ulcération et rétrécissement probablement d'origine dysentérique

Il s'agit d'un homme de quarante-cinq ans, d'apparence grêle et chétive, à facies tuberculeux, bien que l'auscultation ne révèle rien.

Jusqu'à l'âge de quarante ans, il a joui d'une bonne santé ; à cette époque, il eut à la région anale un clou qui guérit très simplement. Il y a six mois, il fut atteint brusquement de coliques avec diarrhée dysentérique.

Actuellement, il accuse des douleurs abdominales, du ténesme anal avec des selles glaireuses, sanguinolentes et dont le passage s'accompagne d'une sensation de chaleur ardente. L'inspection permet de constater à côté d'une fistule qui date de deux mois et demi et qui a été vainement opérée à trois reprises différentes, l'existence d'une ulcération d'aspect particulier. Elle siège a gauche en face du trochanter ; ses bords nets, ses angles aigus feraient croire qu'elle a été taillée au bistouri. Elle s'enfonce sous le rectum, qui, aussi haut que le doigt peut pénétrer, est rétréci, granuleux et ramolli. Cet examen est d'ailleurs excessivement douloureux.

On pratique la colotomie gauche. L'opération fut rendue très difficile par l'adhérence de l'intestin aux parties voisines et par la fragilité de ses tuniques qui se déchirèrent sous le fil. La mort survint deux jours après sans cause appréciable.

Observation XI

Empruntée àTÉDENAT (Mémoire sur la rectotomie interne, 1881)

Rétrécissement d'origine dysentérique

Marie L..., âgée de quarante-un ans, domestique. habitant la commune de Condrieu. Pas de syphilis, pas d'accouchements. Pas d'hémorrhoïdes. A l'âge de vingt-huit ans, dysentérie grave ; les épreintes, les hémorragies rectales , durèrent cinq ou six semaines. Vers la fin de la maladie, des lavements furent employés ; la malade ne peut en donner la composition. Elle affirme qu'ils déterminaient des douleurs cuisantes qui persistaient pendant demi-heure et provoquaient un écoulement sanguin parfois abondant.

Depuis cette époque, la malade a éprouvé une constipation qui s'est aggravée progressivement. Depuis quatre ou cinq ans, elle ne peut plus aller à la selle qu'en prenant des lavements.

Août 1866. — Le Dr Genet constate deux fistules existant au pourtur de l'anus et donnant lieu à une suppuration abondante. Leur orifice interne paraît siéger très haut.

Le sphincter donne un facile passage au doigt. Trois ou quatre centimètres plus haut existe un rétrécissement que l'index ne peut traverser. Il laisse passer une sonde de treize millimètres de diamètre.

L'état général est satisfaisant, malgré quelques troubles digestifs (dyspepsie — flatulence de temps en temps — coliques) ; menstruation régulière.

Octobre. — Tous les deux ou trois jours, le cathétérisme est pratiqué.

Actuellement, on passe une sonde de quinze millimètres. L'index peut traverser le rétrécissement, mais avec difficulté. La coarctation a une longueur de trois centimètres environ ; son intérieur est rugueux et comme traversé par des nombreuses petites brides cicatricielles.

Sur les instances de la malade, le Dr Genet se décide à la rectotomie interne.

(Partie résumée), 25 octobre. — Incision médiane postérieure, profonde de huit ou dix millimètres, et deux incisions latérales plus superficielles, le rétrécissement étant beaucoup plus épais en arrière. Hémorragie.

Diète lactée. Opium. État général bon.

En novembre 1879, cette femme était dans un état excellent. Elle passe elle-même, tous les quinze ou vingt jours, une sonde de vingt-quatre millimètres de diamètre. Selles faciles, une fistule qui restait est guérie depuis sept ou huit mois.

Observation XII

Empruntée à Quénu (*Chirurgie du rectum,* 1895)

Rétrécissement probablement consécutif à une dysenterie

P..., âgé de cinquante-cinq ans, entre à Cochin en juillet 1894, pour des fistules multiples de l'anus. Fièvre typhoïde à l'âge de sept ou huit ans ; à l'âge de vingt et un ans, en 1860, il contracte en Afrique, où il était soldat, une dysenterie grave qui le garda six mois à l'hôpital. A la sortie de l'hôpital, la diarrhée persista encore quelques mois, puis disparut.

En 1870, soit dix ans après, abcès de la marge de l'anus ouvert au bistouri et terminé par une fistule ; en 1871, trois opérations sont successivement pratiquées par MM. Le Dentu et Laugier, à l'Hôtel-Dieu. Depuis, diarrhée persistante et selles mélangées de pus. Pas trace de sang.

Il y a trois mois, nouvel abcès de la marge de l'anus, puis série de petits abcès périnéaux et fessiers concentriquement à l'orifice anal.

Le 9 juillet 1894, nous observons autour de l'anus une surface violacée présentant par place de petits mamelons, plus foncés, d'aspect furonculeux, laissant évacuer un pus épais et jaunâtre et occupant le périnée et le pourtour de l'anus. Ces orifices correspondent à autant de trajets de longueur variable, les uns complets, les autres borgnes.

Par le toucher rectal on trouve, à deux centimètres et demi de l'orifice, sur la paroi postérieure du rectum, une bride à forme de croissant, à concavité antérieure et à bord tranchant. Sphincter relâché.

Pas de syphilis, pas de signes de tuberculose. Appareil génito-urinaire sain. Malgré un certain amaigrissement et la persistance de la diarrhée, l'état général s'est conservé assez bon. Sous l'influence du régime lacté, la diarrhée diminue, puis cesse.

Le 10 septembre, on détruit tous les trajets au thermocautère. La réparation se fait peu à peu, et le malade quitte l'hôpital à la fin de novembre.

C. — BLENNORRHAGIE RECTALE

Que le gonocoque de Neisser ait besoin pour pulluler dans la région rectale d'un traumatisme quelconque qui éraille la muqueuse, ou détermine sur elle une inflammation plus ou moins vive, introduction d'un corps étranger, coït anormal, contact prolongé de liquides irritants, il n'en reste pas moins démontré que la blennorrhagie rectale existe d'une manière indubitable.

Si, d'une part, la plupart des chirurgiens américains considèrent la blennorrhagie rectale comme excessivement rare (Otis, Wheite), si Kelsey, spécialiste très expérimenté, déclarait en 1890 qu'il n'en avait pas vu un seul cas, il y a pourtant plus d'un siecle, en 1788, qu'un chirurgien prussien, Hecker, constata chez les pédérastes un écoulement rectal et décrivit la maladie. Requin pensa que tout pédéraste ayant subi l'approche d'un blennorrhagien, contractait par ce fait même la gonorrhée rectale. Point tel ne fut l'avis de Tardieu, de Gosselin, et de Bonnière qui échoua dans ses expériences tendant à provoquer cette maladie.

Billroth cependant l'a observée quelquefois, tantôt à la suite de pédérastie, tantôt par inoculation de sécrétions vaginales.

Rollet en aurait vu des cas assez nombreux, et il rapporte en particulier l'histoire d'un homme très constipé s'inoculant la blennorrhagie anale, en essayant d'extraire le bol fécal à l'aide de son doigt sali du pus uréthral.

Allingham a vu trois cas incontestables de blennorrhagie rectale. Thierry rapporte le cas d'un sodomiste qui avait l'anus infundibuliforme, le sphincter relâché et présentait une suppuration abondante avec douleur, gonflement, excoriation et ulcération de la muqueuse rectale.

Winslow rapporte 2 cas observés dans un collège de garçons de Baltimore (pédérastie).

Tous ces auteurs, ainsi que Jullien, se basent sur de simples phénomènes cliniques ; dans les cas suivants on a constaté le gonocoque dans l'écoulement : Neisser, dans 2 cas ; Bumm, cite un cas dû à Wolf, de Würzburg. La femme avait une sécrétion purulente avec des stries de sang. Dans le rectum la membrane muqueuse était gonflée, rouge, saignante, nombreux gonocoques. Il n'y avait pas de gonorrhée génitale, mais la femme avait eu sa rectite quelques jours après s'être livrée à la sodomie.

Le cas le plus complet peut-être est dû à Matterstock (de Würzburg); il s'agissait d'une fille de dix-sept ans, atteinte de blennorrhagie uréthrale et qui, dans les derniers temps avait pratiqué plusieurs fois le coït par le rectum. Douleurs brûlantes, aiguës dans le gros intestin, devenant intolérables lorsque la malade allait à la garde-robe. La marge de l'anus présentait un gonflement énorme, et au spéculum la muqueuse du gros intestin était très rouge, tuméfiée, et recouverte de pus. De l'anus s'écoule goutte à goutte une sécrétion jaune-verdâtre, contenant beaucoup de gonocoques. Peu à peu, la malade devint phtisique et mourut avant que sa blennorrhagie fut guérie. A l'autopsie, on trouva une inflammation diffuse de la muqueuse, avec de nombreux gonocoques dans les glandes.

James Tuttle, enfin, rapporte trois faits de blennorrhagie incontestable du rectum. Il est rare, dit-il, que l'inflammation remonte plus haut que le sphincter interne. Rougeur, excoriation, ulcération même, tels sont les symptômes ordinaires.

La gonorrhée rectale existe donc d'une manière indubitable et, si Bonnière ne l'a pas observée dans ses expériences, c'est que la muqueuse saine est sans doute réfractaire au gonocoque et qu'il faut une irritation préalable pour amorcer le microbe de Neisser.

L'apport de celui-ci se fera le plus souvent par suite de manœuvres de pédérastie ; souvent aussi y a-t-il lieu d'invoquer le voisinage des organes génitaux déjà contaminés, où l'introduction dans le rectum d'objets souillés de pus blennorrhagique.

Quoi qu'il en soit, dès que la blennorrhagie a envahi le rectum, si un traitement dans la majorité des cas très simple n'est pas institué, elle passe à l'état chronique, la muqueuse rectale se tuméfie, devient douloureuse, saignante et secrète abondamment un produit muco-purulent. C'est cette inflammation du rectum, cette rectite blennorrhagique subaiguë qui aboutit dans un laps de temps plus ou moins lointain à la formation du rétrécissement.

Une conception bien simple, d'ailleurs, nous laissait entrevoir cette conclusion.

Il est difficile de comprendre à *priori*, qu'un accident qui survient si fréquemment dans l'urèthre de l'homme, ne se produise pas dans le rectum, sous l'influence des mêmes causes, et par un mécanisme analogue. MM. Delbet et Mouchet, dans un excellent mémoire sur la rectite hyperthrophique proliférante et sténosante, citent le cas d'une malade présentant tous les signes du rétrécissement syphilitique, en l'absence de la syphilis. « Rien ne ressemble davantage à ces rétrécissements prétendus syphilitiques du rectum que les rétrécissements de l'urèthre d'origine blennorrhagique. C'est la même évolution clinique lente, progressive, la même disposition anatomique, la même forme circulaire. Si la ressemblance histologique existait aussi, ce serait presque de l'identité.

Or écoutons ce que disent MM. Melville, Wassermann et Noël Hallé, de l'anatomie pathologique des rétrécissements blennorrhagiques de l'urèthre.

Dans un des deux cas qu'ils ont étudiés, où les lésions sont plus accusées, voici ce qu'on observe au niveau du rétrécissement : l'épithélium est un véritable épiderme corné dont on retrouve toutes les couches normales. D'abord, et dans la profondeur, plusieurs couches de petites cellules cubiques ou cylindriques se colorant fortement par le carmin, puis une zône épaisse formée de grandes cellules polyédriques, dentelées, à gros noyaux, disposées sur plusieurs rangs ; au-dessus, une ou deux couches de cellules déjà aplaties, présentant des granulations réfringentes fortement colorées par le carmin, analogues au *stratum granulosum* de l'épiderme normal ; enfin une épaisse couche de cellules plates, cornées, colorées par le carmin. La sclérose sous-muqueuse est annulaire, complète : elle se prolonge au-dessous de l'urèthre sur la ligne médiane inférieure, envahit et oblitère sur une grande étendue une des moitiés du corps spongieux. On ne retrouve plus à ce niveau que des couches fibreuses, denses, stratifiées, séparées par des lits de cellules embryonnaires, et de minces couches de tissu élastique. Il existe, enfin, des lésions d'endartérite des grosses artères spongieuses ; les glandes sont peu altérées.

Cette description est de tout point identique à celle du rétrécissement du rectum : même altération de l'épithélium transformé en véritable épiderme cutané, même sclérose sous-muqueuse avec infiltration embryonnaire autour des vaisseaux. Des affections aussi semblables au point de vue évolutif et au point de vue anatomo-pathologique ne peuvent pas être d'origine complètement différente. Or personne n'a jamais considéré le rétrécissement vulgaire de l'urèthre comme étant syphilitique. » (Delbet et Mouchet).

Donc, le rétrécissement blennorrhagique existe ; il est l'aboutissant lointain de la blennorrhagie rectale.

Ce serait maintenant le lieu de traiter une question que, malheureusement, nous ne pouvons qu'indiquer. Le rétrécissement dont la blennorrhagie est l'origine, est-il sous la dépendance du microbe lui-même, ou est-il le produit de la rectite blennorrhagique ?

Des gonocoques ont été trouvés dans les couches les plus superficielles de la muqueuse rectale ; on en a retrouvé dans la salpingite blennorrhagique, limités à la muqueuse ; mais M. le professeur Tédenat les a rencontrés dans les couches profondes, ce qui pourrait donner au rétrécissement blennorrhagique la même spécificité qu'au rétrécissement tuberculeux.

Peut-être est-il, au contraire, le simple résultat de l'inflammation rectale. C'est ce que pensent MM. Delbet et Mouchet. Dire, pour eux, qu'un rétrécissement est blennorrhagique, c'est dire qu'en effet une blennorrhagie a précédé le rétrécissement et qu'ils sont liés l'un à l'autre par des rapports de cause à effet, mais cela ne signifie point que le rétrécissement soit en lui-même blennorrhagique. On sait que dans les vieilles chaudepisses le gonocoque est exceptionnel. Le rétrécissement serait donc de nature inflammatoire, et toute autre espèce d'inflamation chronique, autre que la blennorrhagie, pourrait le produire.

La façon de comprendre le rétrécissement blennorrhagique spécifique, nous semble d'autant moins hypothétique, que l'on constate dans des rétrécissements survenus en l'absence de toute syphilis, des nodules embryonnaires dûs à l'irritation que détermine la pénétration dans les vaisseaux d'agents microbiens encore mal déterminés. Une série de faits d'un ordre voisin, mais que nous ne devons pas passer sous silence, vient encore à l'appui de cette idée.

Il y a, en effet, des lésions inflammatoires chroniques des

annexes, susceptibles de donner lieu à des inflamations rétrécissantes du rectum. On sait que la proctite muco-membraneuse s'observe presque uniquement chez la femme, et qu'elle coïncide dans l'immense majorité des cas avec des inflammations salpingo-utérines.

M. Tédenat nous disait même qu'il n'avait jamais observé d'entérite muco-membraneuse indépendante d'annexite adhérente. En pareil cas les éléments infectieux passent à travers les adhérences jusques dans la paroi rectale, et y produisent une inflammation à forme anatomique variable.

Plus d'une fois, on observe un peu d'épaississement de la paroi antéro-latérale du rectum. Ces proctites consécutives aux salpingo-ovarites adhérentes au rectum, ont été signalées par Jayle (Société anatomique, 1895) comme une cause de perforation secondaire du rectum après l'hystérectomie vaginale. Cet auteur se base sur plusieurs faits dans lesquels cette inflammation existait; d'ailleurs, chez l'homme, on observe des lésions vaguement analogues : Wreden, en particulier, a signalé des cystites coli-bacillaires dans lesquelles l'élément infectieux avait passé du rectum à la vessie.

Des faits précis, des analyses détaillées, apporteront la solution de cette question intéressante. Quoi qu'il en soit, ces quelques considérations nous permettent de concevoir l'importance grande de la blennorrhagie du rectum, qui succède à l'infection par le pus blennorrhagique, soit que la sécrétion vaginale vienne contaminer le rectum, soit que la blennorrhagie rectale se développe à la suite de manœuvres de pédérastie. Le processus paraît toujours d'ailleurs être le même : la muqueuse se gonfle, se ramollit, peu à peu le liquide sécrété devient de plus en plus purulent, et si la thérapeutique n'intervient pas, le processus inflammatoire passe à l'état chronique. Il se produit alors la stagnation de matières chargées de principes infectieux, déterminant des ulcérations d'étendue variable avec formation de trajets fistuleux. Ce sont ces conduits fistuleux qui, multipliés, déterminent la sclérose des tissus voisins et le rétrécissement de l'intestin.

Mais alors même que les ulcères n'existent pas, les blennorrhées rectales de longue durée produisent l'infiltration inflammatoire du tissu sous-muqueux, la « stricture calleuse » de quelques auteurs. Dans ce cas, se produit de préférence un rétrécissement à grande surface, tandis que les rétractions purement cicatricielles déterminent plutôt des sténoses de peu d'étendue.

Jusqu'ici, cependant, les cas de rétrécissements blennorrhagiques paraissent avoir été méconnus. Il convient peut-être de signaler un cas, observé par Moynac dans le service d'Empis, d'une femme atteinte d'un rétrécissement du rectum occasionné par une blennorrhagie rectale datant de plusieurs années ; ce diagnostic fut posé par Gosselin.

Cette malheureuse présentait des symptômes analogues à ceux d'une dysenterie compliquée d'obstruction intestinale, c'est-à-dire envies incessantes d'aller à la selle avec émission chaque fois peu abondante de muco-pus sanguinolent ; ballonnement du ventre, vomissements, le tout suivi d'énormes débâcles.

Le rétrécissement permettait à peine l'introduction du petit doigt qui rencontrait une surface granuleuse comme de la peau de chagrin. Elle succomba, et à l'autopsie on trouva, dans une étendue de 8 à 10 centimètres, la muqueuse et le tissu sous-muqueux extrêmement hypertrophiés et transformés en un tissu lardacé.

A part ce fait, nous rapportons seulement une observation, la seule que nous ayons pu découvrir dans le recueil des actes de la Faculté de Montpellier, et encore n'est-elle pas absolument démonstrative.

Observation XIII

Empruntée à FABRE (Thèse de Montpellier, 1876)

(RÉSUMÉE)

A... (Marius), trente-deux ans, artiste lyrique, hôpital Saint-Éloi, 10 août 1873. Professeur-agrégé, Grynfeltt.

Amaigrissement profond et rapide, pas d'antécédents.

Il se plaint de douleurs dans le bas-ventre, de difficultés d'aller à la selle et d'un écoulement muco-purulent continuel du rectum, écoulement qui, par intervalles, devient sanguinolent.

Ce malade a la triste habitude de se livrer à la pédérastie passive depuis l'âge de dix-sept ans. A trente ans, une cohabitation suspecte et contre nature amène, dans l'espace *de sept à huit jours*, une rectite intense. Écoulement d'un pus verdâtre par l'anus ; défécation très difficile et avec douleurs s'irradiant dans toute l'excavation pelvienne. Des ulcérations existaient autour de l'anus et sur la partie inférieure du rectum.

Traitement antisyphilitique.

Guérison après trois mois de traitement.

Huit mois après, écoulement muco-purulent augmentant rapidement.

Défécation de plus en plus difficile ; matières rubanées, douleurs pendant les efforts dans la région lombaire, s'irradiant bientôt du côté gauche jusque dans le testicule et la cuisse.

Constipation avec ténesme et épreintes suivies de débâcles diarrhéiques. État général déplorable.

Traitement reconstituant. Lavements.

Deux mois après l'entrée, l'écoulement a diminué ; selles faciles, quoique les matières rendues ne formassent qu'un cylindre du volume du pouce ; toute douleur a disparu. C'est surtout dans l'état général que l'amélioration était marquée ; avec un appétit bon et des nuits tranquilles, la force musculaire était revenue et le malade avait repris un peu d'enbompoint.

Observation XIV

Empruntée à MOLINIÉ (Thèse de Montpellier, 1888)

(RÉSUMÉE)

G... (Clémentine), de Montpellier, trente ans, sans profession, entre à l'hôpital le 30 mai 1888.

Antécédents héréditaires, nuls.

Antécédents personnels. Elle est mariée, a un enfant de douze ans en parfaite santé. Ses règles sont toujours très irrégulières. N'est ni alcoolique, ni syphilitique. Tempérament très nerveux, elle a des crises nerveuses et est sujette aux migraines. Pas de dysenterie, pas d'ingesta caustiques. A eu un rhumatisme articulaire et souffre de douleurs lorsqu'il se produit un changement de température ; il y a cependant deux mois et demi qu'elle n'a rien ressenti. A part cela, elle n'a jamais eu de maladie l'obligeant à garder le lit.

Mariée à quinze ans, elle a accouché une première fois d'une façon normale à seize ans et demi. A dix-huit ans et demi elle a eu une grossesse gemellaire, et l'on a été obligé pour la délivrer de pratiquer la version. S'étant levée le huitième jour après la délivrance, elle a été forcé de se remettre au lit le vingt-cinquième, car elle était atteinte d'une pelvi-péritonite. Les douleurs du ventre ont persisté, et, depuis sa pelvi-péritonite. la malade était sujette à la constipation et souffrait beaucoup chaque fois qu'elle allait à la selle.

C... a raconté qu'il y a huit ans, outre les douleurs occasionnées par la constipation, elle en a ressenti de nouvelles, venant s'ajouter aux premières et siégeant dans le ventre, mais particulièrement dans la fosse iliaque gauche et à l'anus. Elle avait des envies constantes d'aller du corps et, le jour, rendait par le rectum des glaires qui étaient quelquefois sanguinolentes.

A l'examen, on constate des hémorroïdes, elle a souvent souffert des reins ; mais malgré cela, n'a jamais eu des troubles de la miction.

Au moment de son entrée à l'hôpital, elle a de l'anorexie, des vomissements alimentaires et bilieux, sa diarrhée habituelle et rend par l'anus des matières filiformes.

Examen. — A l'examen, M. le professeur Tédenat trouve un anus non induré, mais garni, dés l'entrée, de brides douloureuses dont il est impossible de reconnaître la nature. L'orifice anal est rétréci au point de ne pas permettre l'introduction même du petit doigt.

Le lendemain, 31 mai, M. le professeur Tédenat pratique la colotomie iliaque suivant le procédé de Verneuil. Résultat opératoire excellent. Par d'accidents à signaler. La malade sort un mois après. Elle a un état général bon et peut vivre de la vie commune sans être trop incommodé et de son infirmité.

Revue longtemps après par M. Tédenat la malade présente l'état suivant: santé générale excellente, bon appétit, digestion régulière Elle va à la selle ordinairement une fois par jour, sans douleur, sans effort, éprouvant le besoin quelques instants avant l'éruption, et ayant le temps de s'y préparer, ce qui lui permet d'aller dans le monde et au théâtre.

Autour de l'anus artificiel, il n'y a ni rougeur ni érythème ; pas de prolapsus de la muqueuse intestinale.

Tons les jours, lavement du rectum par lequel ne passent aucunes matières fécales ; la sécrétion muco-purente a notablement diminué et la lumière du rectum se rétrécit de plus en plus.

5

CONCLUSIONS

D'après l'étude à laquelle nous nous sommes livré, d'après les faits que nous avons exposés, on voit qu'il règne encore un certain vague sur la question des rétrécissements dits syphilitiques du rectum; mais on peut dégager les conclusions suivantes :

1° La syphilis, dont l'influence a été exagérée, manque dans un grand nombre de cas ;

2° Les rétrécissements présentant la symptomatologie clinique des rétrécissements syphilitiques admettent des causes variées.

a) La tuberculose vient en première ligne dans cette étiologie, caractérisée par la présence de follicules tuberculeux dans le rétrécissement.

b) La dysenterie produit des ulcérations et consécutivement un tissu fibro-cicatriciel, auquel s'ajoute un élément inflammatoire dont l'importance est telle qu'il prime la cicatrice.

c) La blennorrhagie, enfin, peut-être par action directe du microbe, peut-être par action chronique secondaire, aboutit au rétrécissement du rectum par un processus identique à celui qui crée le rétrécissement du canal uréthral.

BIBLIOGRAPHIE

TANCHOU. — Rétrécissements du canal de l'urèthre et de l'intestin rectum, Paris, 1835.

JAMES. — Thèse de Paris, 1838.

GOSSELIN. — Recherches sur les rétrécissements syphilitiques du rectum (Arch. gén. de méd., 1854).

PERRET. — Thèse de Paris, 1855.

DESPRÈS. — Des Rétrécissements syph. du rectum (Arch. gén. de méd., 1866).

MARTINEAU. — Bulletin de la Soc. méd. des Hôp., 1874.

FÉRÉOL. — Bulletin de la Soc. méd. des Hôp., 1874.

LIOUVILLE. — Bulletin de la Soc. anat., 1874.

DUJOL. — Bulletin de la Soc. anat., 1875

FOURNIER. — Lésions tertiaires de l'anus et du rectum, Paris, 1875.

MOLLIÈRE. — Traité des maladies du rectum et de l'anus, Paris, 1877.

SPILLMANN. — Thèse d'agrégation, 1878.

DUPLAY. — Gaz. des Hôpitaux de Paris, 1879.

TÉDENAT. — La rectotomie interne dans les rétrécissemenis du rectum, Montpellier, 1881.

BERGER. — Rétrécissement du rectum (Sem. méd., 1883).

HAMONIC. — Thèse de Paris, 1885.

MOLINIÉ. — Thèse de Montpellier, 1888.

DUPLAY. — Semaine médicale, 1892.

DELBET et MOUCHET. — Rectite proliférante et sténosante (Arch. gén. de méd, 1893).

HARTMANN. — Revue de chirurgie, 1894.

HARTMANN et TOUPET. — Bulletin de la Soc. anat., 1894.

SOURDILLE. — Archives générales de médecine, 1895.

LACHOWSKI. — Thèse de Paris, 1895.

HARTMANN et TOUPET. — Semaine médicale, 1895.

QUÉNU et HARTMANN. — Chirurgie du rectum, 1895.

Vu et permis d'imprimer :
Montpellier, le 23 juillet 1896.
Pour le Recteur :
L'Inspecteur d'Académie délégué,
L. YON.

Vu et approuvé :
Montpellier, le 22 juillet 1896.
Le Doyen,
MAIRET.

SERMENT

En présence des Maîtres de cette École, de mes chers condisciples et devant l'effigie d'Hippocrate, je promets et je jure, au nom de l'Être suprême, d'être fidèle aux lois de l'honneur et de la probité dans l'exercice de la médecine. Je donnerai mes soins gratuits à l'indigent, et n'exigerai jamais un salaire au-dessus de mon travail. Admis dans l'intérieur des maisons, mes yeux ne verront pas ce qui s'y passe, ma langue taira les secrets qui me seront confiés, et mon état ne servira pas à corrompre les mœurs ni à favoriser le crime. Respectueux et reconnaissant envers mes Maîtres, je rendrai à leurs enfants l'instruction que j'ai reçue de leurs pères.

Que les hommes m'accordent leur estime, si je suis fidèle à mes promesses ! Que je sois couvert d'opprobre et méprisé de mes confrères, si j'y manque !

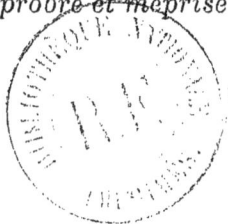

64

www.ingramcontent.com/pod-product-compliance
Lightning Source LLC
Chambersburg PA
CBHW070813210326
41520CB00011B/1937